お腹をさわれば全身が変わる！

人体力学

「腹部十二調律点」

井本整体主宰　医学博士
井本邦昭　著

主婦と生活社

はじめに

みなさんは、「人生が成功するかどうかは、お腹にあらわれている」と言ったら驚かれるでしょうか。

私は体を診はじめて長いこと経ちますが、その間に人の体は驚くほど複雑になりました。以前では考えられなかった不調を訴える人が、非常にたくさんいらっしゃるのです。それだけ気候や環境、社会、人間関係から多大なストレスを受けている。心身の健康を求めてさ迷い、自分の体さえ信じられなくなっているのではないか、と心配しています。

生まれたての赤ちゃんのお腹。それはやわらかく、あたたかく、まるで手が吸いつくようです。へその緒で母親とつながり、そこを中心に成長してきたお腹は、まさに命の象徴、生命力の根源です。それが年齢とともに変化し、生きざまがお腹に記録されていきます。

「思わず手が吸いついてしまうお腹」の持ち主に出会ったことがあります。たった3人ですが、3人とも大きな成功をおさめています。どの人もお腹に力がみなぎり、どんな大病でも回復する力をもった、充実したお腹でした。お腹は、体と心をあらわす鏡なのです。

本書では、そんなお腹を見て、さわって紐解く方法をご紹介していきます。それにより、あなたも知らなかったあなた自身に出会い、お腹の持つ力を実感していただければ幸いです。

第3章 腹部十二調律点

第4章 究極の場所 臍《へそ》十字

第5章 体を変えていくために

執筆協力／加藤達也
撮影／八幡 宏
モデル／成田沙季
スタイリング／大石ともこ
ヘアメイク／大野真理江
デザイン・イラスト／おおつかさやか
編集／川合文彦

第1章

どうして
お腹が
重要なのか?

どうしてお腹が重要なのか？

01

体を手当てし、お腹に「手当て」する

自然治癒力を引き出すために

医療現場では、ケガ人に対して治療することを「手当てをする」といいます。薬を塗ったり湿布を貼ったりして、ケガが治るようにする行為です。

この**「手当て」という言葉は、頭痛のときにこめかみへ手を持っていく、傷ついた部分を手で押さえる、お腹が痛くて手で覆うなど、患部に手をあてるしぐさ**から来ています。誰に教わったわけでもないのに、小さな子どもも「痛い！」といって患部に手をあてがうのですから不思議です。動物が傷口を舐めて治すように、本能として私たちに埋めこまれたものなのでしょう。

では、なぜ患部に手をあてるのか。確かに何もしないで痛さを感じているよりも、手をあてたほうが痛みが軽くなったように感じます。また、実際に治りが早い場合もあります。

痛みや苦しみを感じている最中、私たちの意識は分散しています。だからイライラして落ち着かない。ところが手をあてることで、そこに意識が集中。心身が落ち着きを取り戻し、本来体に備わっている自然治癒力、回復力が活性化されて、患部にじかに働きかけます。こうして痛みがやわらぎ、治りが早まるのです。

互いを信じる意識の力

手当てをするのは、自分に対してだけではありません。誰かが別の誰かの患部に手をあて、寄り添うこともあります。お母さんと子どもがいい例ですね。痛い痛いと泣く子に対して「ここが痛いの？」「よしよし、治れ治れ！」と優しく手をあてる。あるいは、咳込んで呼吸が苦しい子どもの背中を長時間さすってあげる。子どもは痛くても苦しくても、その行為で安心するのです。

このときのお母さんの心にあるのは、わが子の回復を願う気持ちだけでしょう。子どもはその気持ちに寄り添うように、絶対の信頼と安心を傾ける。私はそこに**「気」の交流のようなものがあるのだと思います。お母さんからエネルギーというか気力というか、回復をうながす何かが子どもへ伝わる。**子どもは親を信頼しきっているから、素直に受け入れる。こうした互いを信じて受け入れる心が、やはり病状の改善・回復に一役も二役も買っているのではないでしょうか。

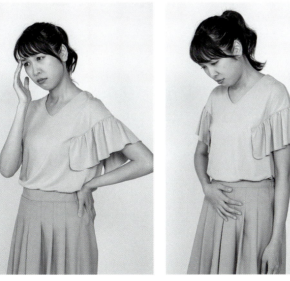

どうして
お腹が
重要なのか？

02

体の情報のすべてが"お腹"にあらわれる

骨に守られていないから

人の体は、脳が頭蓋骨に覆われ、心臓や肺は肋骨に、生殖器系の臓器は骨盤に囲まれています。大事な部位ですから、直接見たりふれたりできないように、硬い骨で守られているのです。そのため、それらを知ろうとレントゲンやCT、MRIなどの大がかりな装置が活用されています。しかし、それは西洋医学の話で、私たち東洋医学では使いません。あくまでも手。指先から得る感触が最高の判断基準となるのです。

一方、同じ**大切な部位にもかかわらず、骨に隠れていないお腹には、体内の情報があらわれやすいという特徴があります**。胃腸や肝臓、腎臓といったお腹の中の臓器だけでなく、心臓や肺、脳、血液などの状態までもがお腹にあらわれます。それは、体のあらゆるパーツが連携しあい、フォローし合っているからこその作用です。

体のどこかで機能が低下したり、異常が出たりすると、すぐさま関連する器官がフォローしはじめます。当然、そこの負担が増え、さらに二次的三次的に補い合っていく。そうした体内の様子が、お腹には即座に出てきます。私たちは指先の感覚で、そのつながり、変化を感じ取って判断材料にしているわけです。

とはいえ、**お腹には脂肪や筋肉の層があるので、指先でふれた際の感触はさまざま**です。ガチガチに硬くて明確なものもあれば、非常にうっすらとしたものもあります。でも、シーツや絨毯の上から下の異物がわかるのと同じように、指先に伝わるものが必ずあるのです。

人体力学的にも重要なお腹

では見た目、姿勢からも体を見てみましょう。最近は若い人にも多くなった「老人体型」。両肩が落ちて前かがみになり、背中は丸みを帯びます。そのため、恥骨が前に出るように腰がうしろへ傾き、ひざを曲げてバランスを保ちます。

このときのお腹は、どうなっているでしょう。

お腹は、イスで前にかがんだときのように、肋骨と骨盤の距離が縮み、幾重にもシワが寄っているはずです。上下に圧迫されているからです。そのときの**お腹の中はまるで満員電車。ギュウギュウ詰めで動きたくても動けないストレスフルな状態**。これで不調にならないほうが不思議です。

お腹は体の中心ですから、そこに出た変化や不調を探り、正しくたどっていけば、必ず原因にたどり着けます。そのためには、ていねいに、深くお腹を読み解き、きちんと理解することです。それを可能にする探索ポイント、調整ポイントが、これからお話しする「腹部十二調律点」です。

日々お腹をさわり、お腹と会話する。自然免疫力を高め、より快適な肉体を手に入れるカギがそこに眠っているのです。

どうして
お腹が
重要なのか？

03

お腹のチェックポイントは、こんなにある

大きく3つのエリアに分けてチェック！

では、「早速お腹にさわってみよう」と唐突に言われても、どこをどうさわればよいのか、皆目見当がつかないでしょう。そこで左ページにお腹MAPを作りました。まずは、ふれる場所を確認してみましょう。

お腹のアウトライン

↓24ページ

左右それぞれの季肋部《きろく》、側腹（わき腹）、鼠径《そけい》部（股関節付近）の計6か所が最初のチェックポイントです。剣状突起にはさわらないこと。

腹部十二調律点

↓34ページ

右上から時計回りに1番、2番、3番……と12番まであります。外から内へ、指を滑らせながらさわるとわかりやすいでしょう。

臍《へそ》十字

↓72ページ

上下左右と真ん中（へそそのもの）の計5か所をチェックします。

お腹のチェックポイントMAP

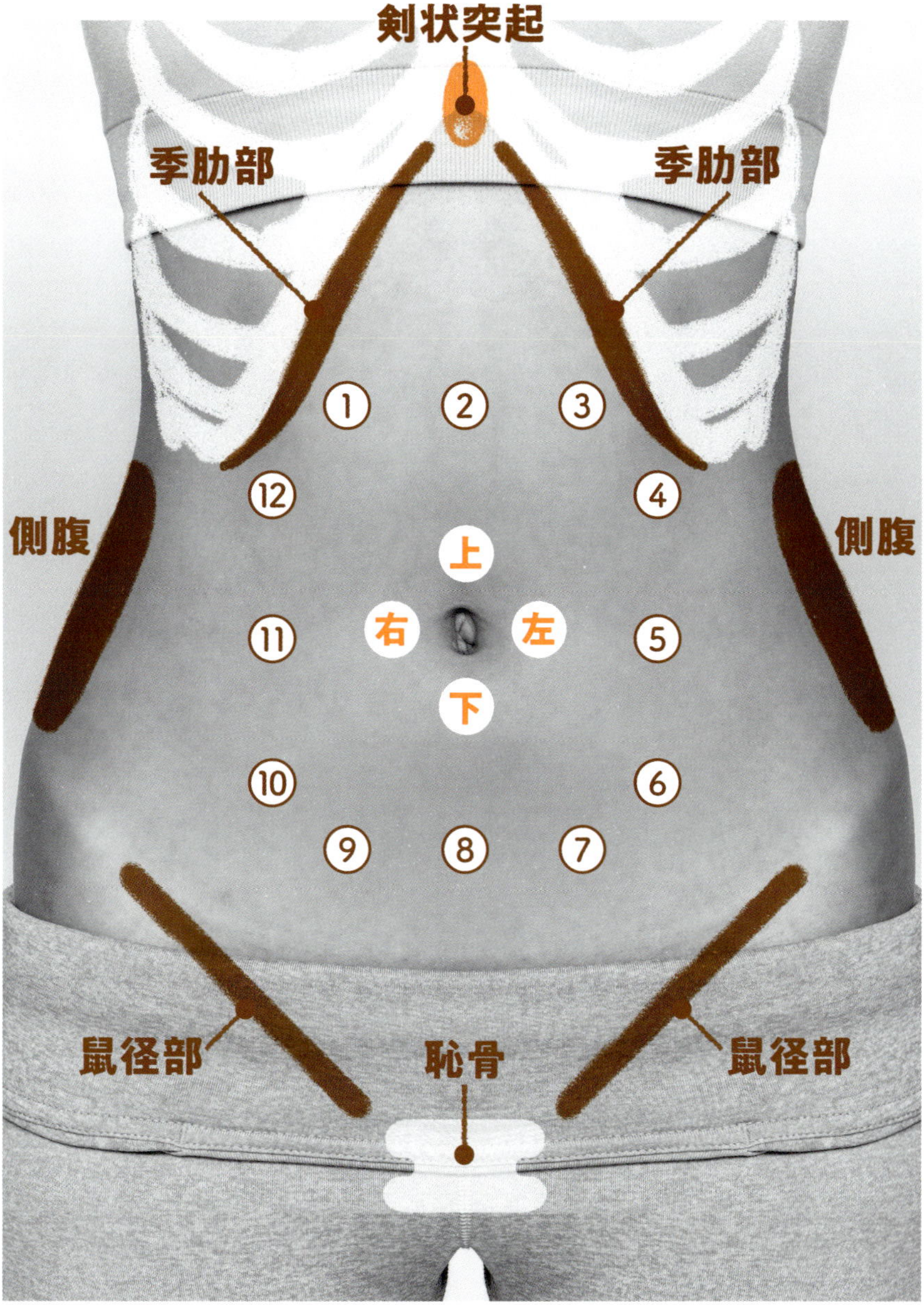

どうして
お腹が
重要なのか？

04

「普通じゃない」って どんなお腹？

確認したい6つの指標

お腹のアウトラインや腹部十二調律点などの具体的なふれ方は各章でお話しするとして、さわったときの感覚はどんなものでしょう。そこを知れば、不調や違和感の大もとを見つけやすくなります。次の点に注意しながら、お腹にふれてみましょう。

1 温度

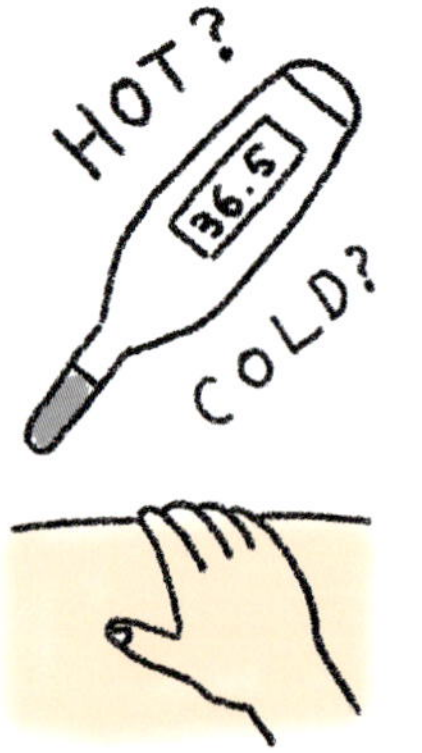

部分的に体温より冷たい場所とあたたかい場所を感じることがあります。冷たい場合は、血が十分に流れていない状態。逆に炎症を起こしている際には、熱感となってあらわれます。

2 硬さ

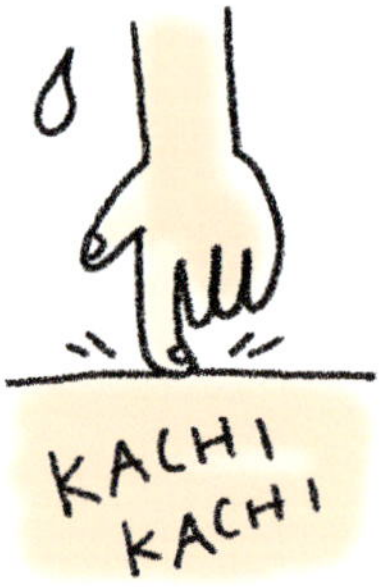

大福餅のような弾力がある状態が理想です。そこから悪くなるにつれて「緊張（張り）」、「硬直」と変化し、最後には力が抜けてズブズブと、まる

でぬか床のような力のなさを感じることもあります。

3 肌ざわり

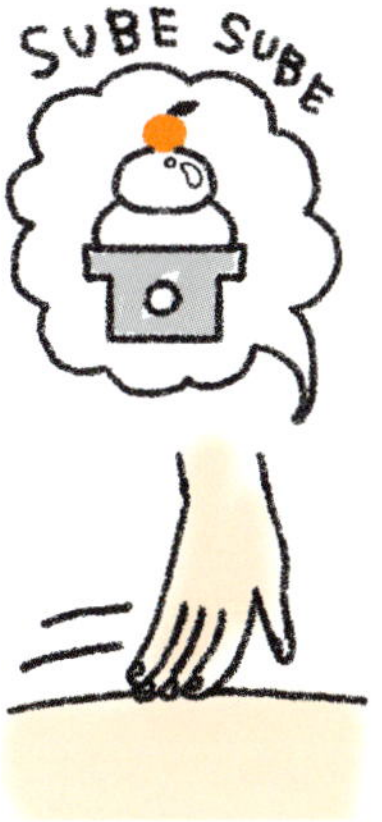

すべすべした感触が理想。ざらざらする、吹き出物があるなどの状態は、体内で何らかの不調が起きているサインです。

4 湿度

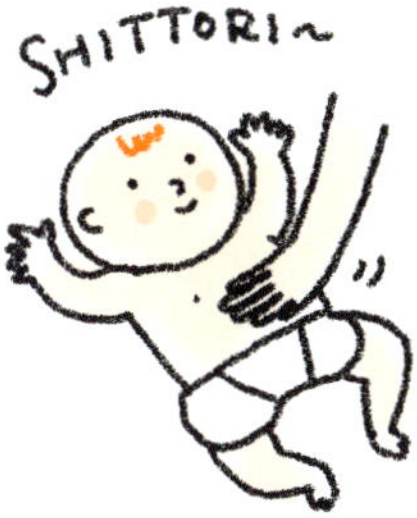

しっとりと吸いつくような感触が理想。パサパサしたり、粉を吹いたり、あるいは体液が出ていたりする場合は不調が隠れています。

5 色ツヤ

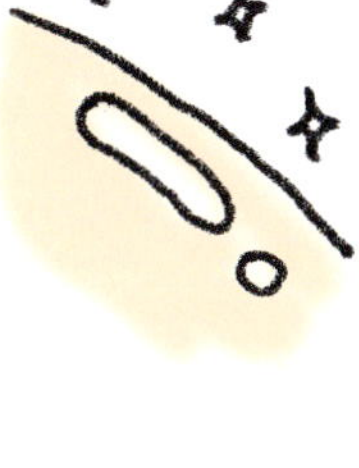

ツヤのある肌色がよい状態。一部だけ白い、あるいはシミがあるなどは、ほかの部位より流れが悪いことのあらわれです。

6 違和感

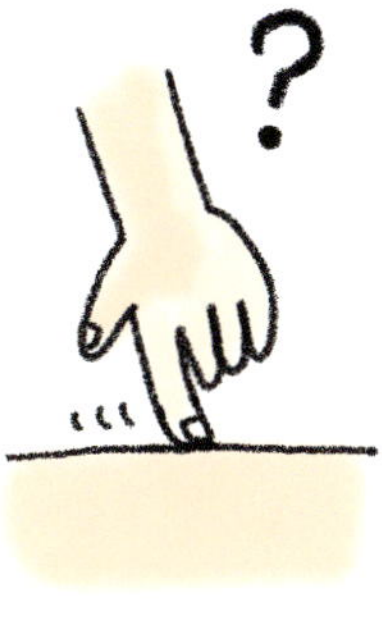

①～⑤だけでなく、「アレ?」「何かいつもと違う?」という違和感や、押さえたときに痛みを感じた場合は、それを手がかりにていねいにお腹を探ってください。

どうして
お腹が
重要なのか？

05

変化を見逃さず、お腹のサインを読み解く

時間の経過とともに……

お腹をさわる際に**重要なのは、お腹MAP**（↓15ページ）**にある箇所、とくに「腹部十二調律点」というポイントです。ここを丹念に探っていくことで、全身の状態を細かく読み取れます**。

たとえば、体の左側のポイントに異常があれば、心臓や膵臓など左にある臓器の不調ではないか、右なら肝臓や十二指腸ではないか、と予想しながら症状と原因を紐解きます。

ところが、異常のあるポイントが移動する場合もあります。一例を出しましょう。後述する左側の４番に力がなく弛緩していると、「胃の不調ではないか」と考えます。ところが、時間を追って経過をみるうちに、４番の位置がぼやけはじめ、５番に硬直や弛緩を感じる、という場合があるのです。

これは、胃に力がなくなって支えきれず、位置が下がって５番に異常が出はじめた、ということ。不調が少し進行したことを意味します。さらに時間が経てば、裏側の腎臓や、下のほうにある大腸にまで異常が移ることもあります。また、神経や筋肉、血管などを介して離れた別の臓器に影響がおよぶこともあるのです。

体の右側に移動したら!?

ポイントが移動するのは、**体が互いにフォローし合い、関連し合っている証拠**です。それは腹部十二調律点に限ったことではありません。お腹のアウトラインでも、臍十字でも、硬直や弛緩の移動は起こります。

　注意してほしいのは、体の左にあった硬直や弛緩が、時計まわりに体の右へ移っていくとき。これは病の経過がよくありません。体力、回復力が低下している状態です。左にとどまっていれば、体には回復力が残っています。

　なかでももっとも危険なのは、調律点の異常が時計まわりに進み、12番からみぞおちへ移動した場合です。症状が急変することがあるので、すぐに専門家を受診してください。

　このような点からも、お腹から不調を読む際は、アウトラインや十二調律点の**1番から、ていねいに順を追って探ること**が大切なのです。

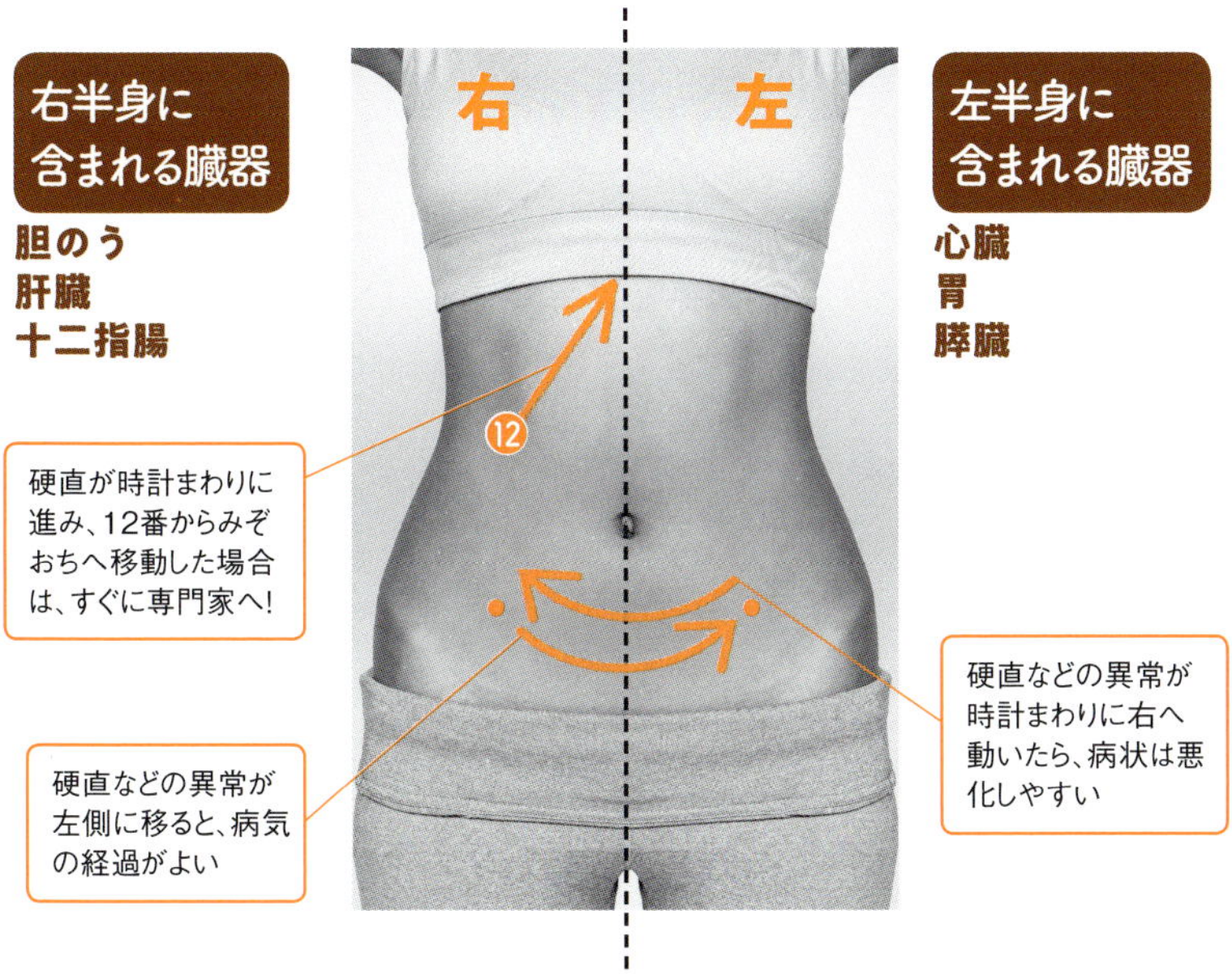
右半身に含まれる臓器
胆のう
肝臓
十二指腸
右
左
左半身に含まれる臓器
心臓
胃
膵臓
12
硬直が時計まわりに進み、12番からみぞおちへ移動した場合は、すぐに専門家へ!
硬直などの異常が時計まわりに右へ動いたら、病状は悪化しやすい
硬直などの異常が左側に移ると、病気の経過がよい

どうして
お腹が
重要なのか？

06

朝晩お腹をさわって日課にしてほしい

お腹のチェックは外側から中心に

次の章から、実際にお腹をさわって、状態を探る段階に入ります。**最初に季肋部、側腹（わき腹）、鼠径部からはじめ、十二調律点、臍十字と、外から中心に向かって進めましょう**。そうすることで、大まかな変化から把握。じょじょに的を絞って、体の状態をつかむことができます。

お腹をさわるタイミングは朝晩、横になっているときがベストです。布団の上で起きる前に確認すれば、睡眠の質やその日の体調が、寝る前ならその日のストレスの度合いや疲れの原因が確認できるので、疲労がたまる前に対処できます。忙しくて難しければ、違和感を覚えたときだけでも試してください。「なにか変？」と思ったときこそ変化がわかりやすいとき。チャンスを逃さないことが大切です。

実際にチェックする際は、肌に直接ふれるよりも薄手のシャツの上からふれたほうが、お腹の中の感触を正確に知ることができます。ボタンやフリルなどのないシャツで、シワを伸ばしてさわりましょう。

さわる際の「姿勢」も大切

○

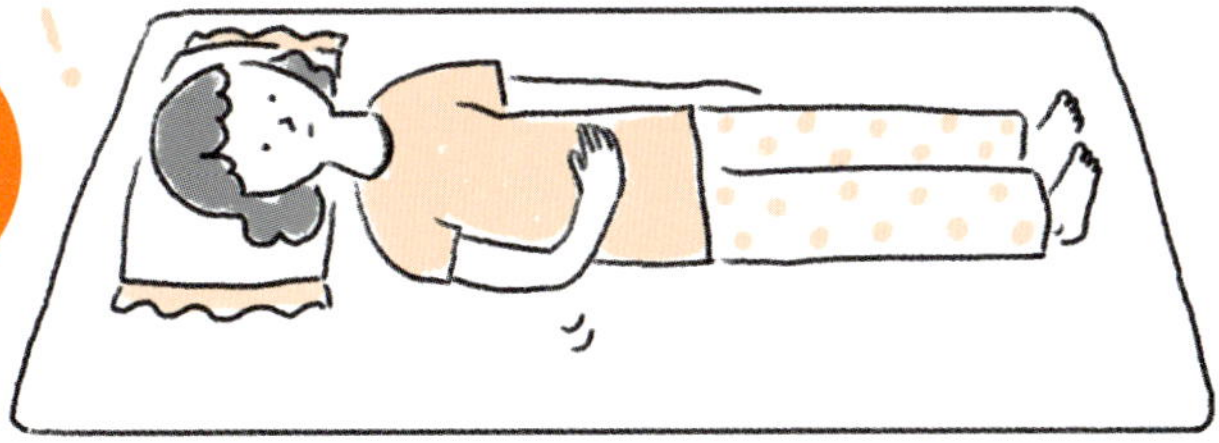

硬さや力のなさなどは、シャツの上からがわかりやすい。温度や肌ざわりのチェックは、直接肌に手をあてて確認しよう

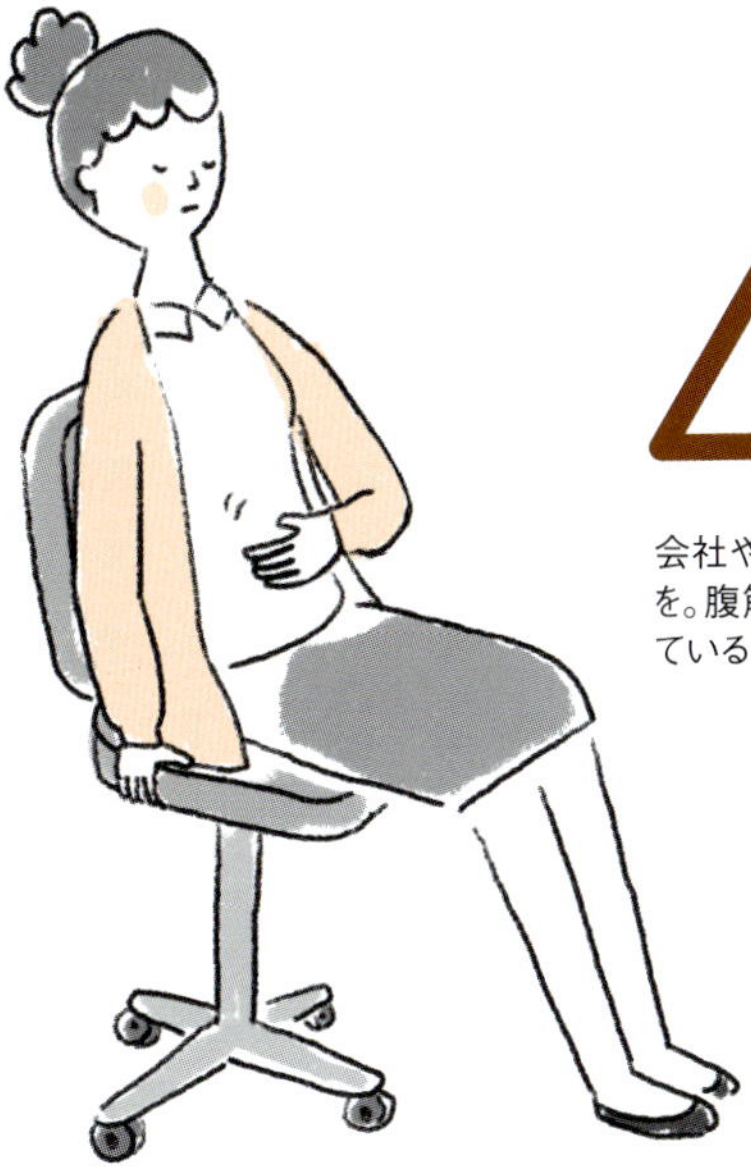

△

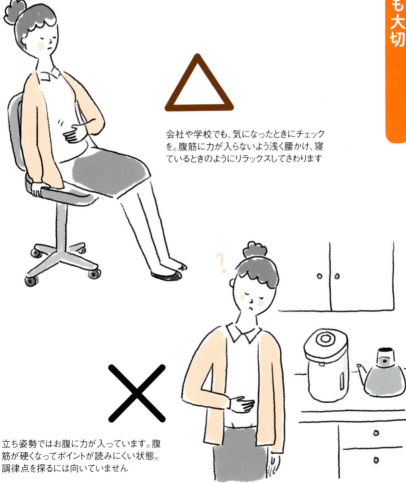

会社や学校でも、気になったときにチェックを。腹筋に力が入らないよう浅く腰かけ、寝ているときのようにリラックスしてさわります

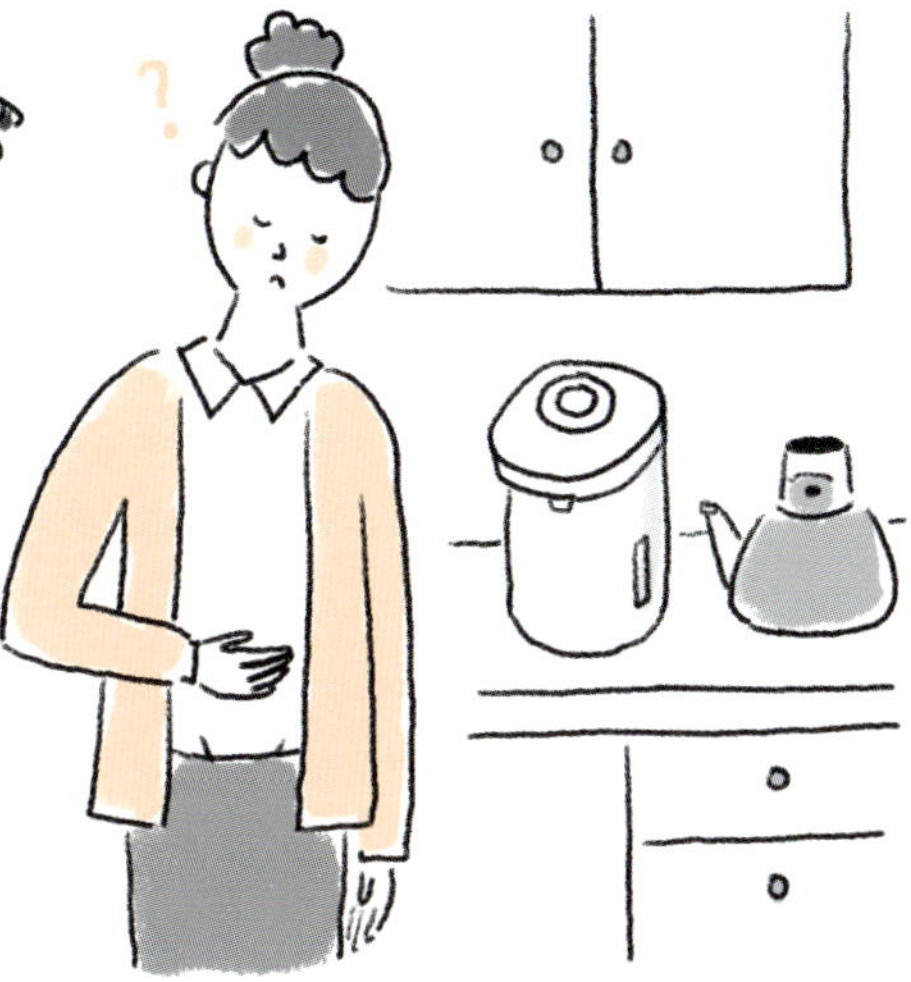

×

立ち姿勢ではお腹に力が入っています。腹筋が硬くなってポイントが読みにくい状態。調律点を探るには向いていません

Column 1

操法の現場

本書は一般の方がご家庭でできるように執筆していますが、私たちは実際の治療＝操法もおこないます。その際に判断基準としているのが、腹部十二調律点をはじめ、臍十字、脊柱、骨盤、姿勢、挙動などです。それらを総合的に観察して状態と原因を紐解き、一番の要となる部分へ操法します。

同じ病気、同じ症状でも一人ひとり原因が違うため、その人の体の状態を正確に把握すること、その上で呼吸に合わせて操法することが肝心です。

もちろん、一度で調整できない場合もあります。継続的に通っていただきたくても、難しい場合もあるでしょう。そういうときには操法を終えた後、専門の指導員がその人に合わせたオーダーメイドの体操や呼吸法、熱刺激などを指導します。これは、操法と同じような刺激を一人でおこなうためのもの。あとは患者さん自身に、次回まで一生懸命実践していただく。こうした流れで、私たちは患者さんに対応しています。

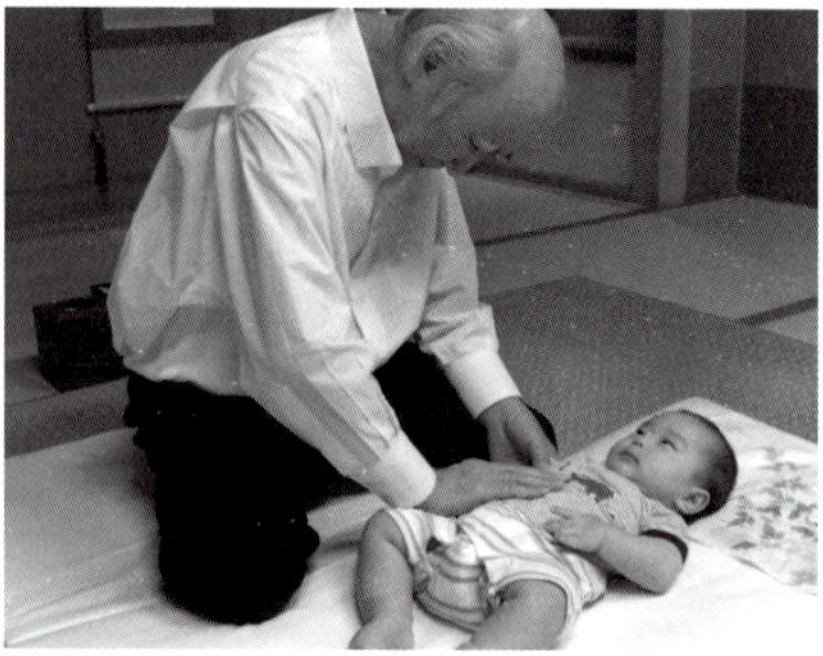

井本整体の本拠地・徳山室に来院した赤ちゃんに操法する著者。薄い服越しに腹部十二調律点を探り、赤ちゃんの呼吸に合わせて調律点を刺激する

第2章

体の軸とお腹のアウトライン

体の軸とお腹のアウトライン

01

まずはお腹のフチから確認

心身いずれの状態も知れる

本格的に腹部十二調律点を知る前に、まずはお腹の外周＝アウトラインをさわってみましょう。**チェックは①季肋部《きろく》（肋骨のフチ）、②側腹（わき腹）、③鼠径部《そけい》（脚の付け根）の順**で進めていきます。

この3つを探っていくと、体の大まかな状態がわかります。たとえば、季肋部に隙間がなかったら肋骨・肺が正常な位置から下がっている。つまり、内臓を圧迫している、と考えられます。また、側腹、すなわち肋骨と腸骨（腰骨）の隙間を見れば、左右どちらの肋骨が下がっているかがわかります。下がっているほうに何らかの不調や異常があることが多いのです。

さらにもうひとつ。3つの〝丹田〟にもふれてみてください。**この丹田には体の不調もあらわれますが、それ以上に「心や精神の状態を知るための箇所」**と考えてよいでしょう。緊張したりイライラしているときと、心穏やかに落ち着いているときとでは、まったく違う反応が感じられるからです。

いずれにしても、百聞は一見に如かず。まずはご自分でさわって試してみましょう。

お腹まわりの3か所と3つの丹田

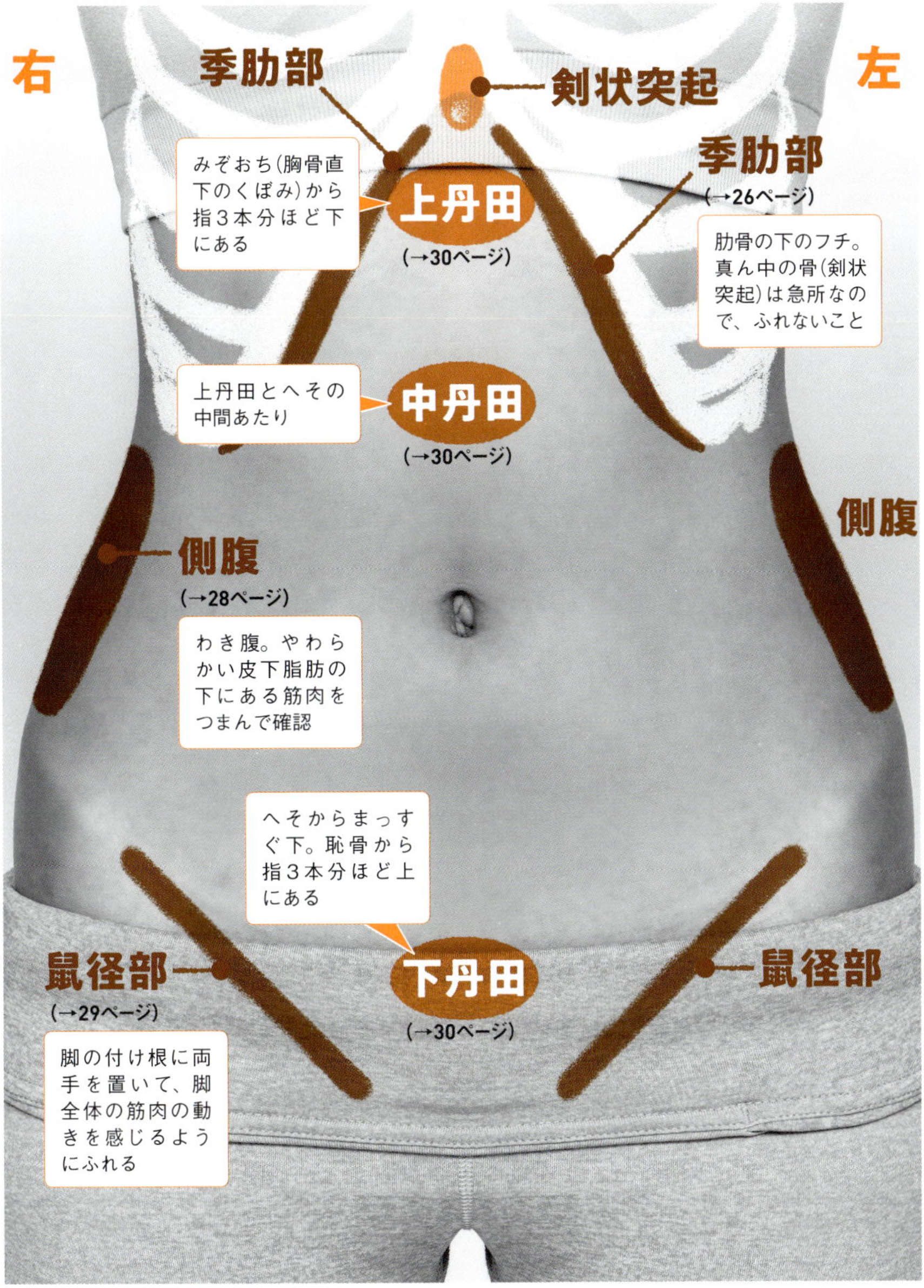

体の軸とお腹のアウトライン

02

お腹のアウトラインを3か所さわろう！

①季肋部　心の緊張、体の疲れがあらわれる

肋骨の下の部分を「季肋部」といいます。肋骨とお腹の境目です。

ここにはおもに**心身の緊張やストレスがあらわれます**。たとえば、強いストレスでガックリ肩を落としたときは、自然と前かがみになってフチに隙間がなくなります。不調が改善しにくい人や慢性疲労の人も同じです。無意識によい姿勢を維持できない状態です。

「季肋部のどこが詰まっているか」によって、患部や根本原因も細かく紐解けるのですが、それは専門家の領域。まずはフチにそって指をスムーズに滑らすことができれば、よい状態です。途中で引っかかりを感じたら、左右で比較しながら、その箇所の硬さや温度を確認しましょう。

ふれるときは、リラックスした状態で、指の腹を肋骨の下へ滑り込ませます。お腹に力を入れると指が押し出されますが、力を入れなくても指が入らない場合、あるいはまわりと違う冷たさがある場合は、不調があるサインです。**左右両方が硬い、一方だけ硬い、それだけでも意味が違います**ので、左ページを見ながらていねいに確認してみましょう。

季肋部チェックの仕方

さわり方

- 仰向けがベストだが、正座かイスに浅く腰かけてもよい
- 人差し指、中指、薬指の3本を使う
- 自然にリラックスした呼吸でおこなう
- 腹筋に力を入れない
- 肋骨にふれながら、ゆっくりとフチにそって指を滑らせる
- わき腹から中心に向かって、あるいは逆のルートでおこなう（自分のやりやすいほうでOK）
- 剣状突起にはふれないこと

ここを確認！

- どの部分も指の腹でスムーズにたどれる→正常
- 左右どちらかに指が入りにくい（入らない）

  左が入りにくい（入らない）→一過性のストレス・食べすぎ

  右が入りにくい（入らない）→慢性的なストレス・食べすぎ・飲みすぎ、サプリメントを含む薬の過剰摂取
- 痛みや気持ち悪さを感じる→入らない、入りにくい場合よりもさらに悪化している

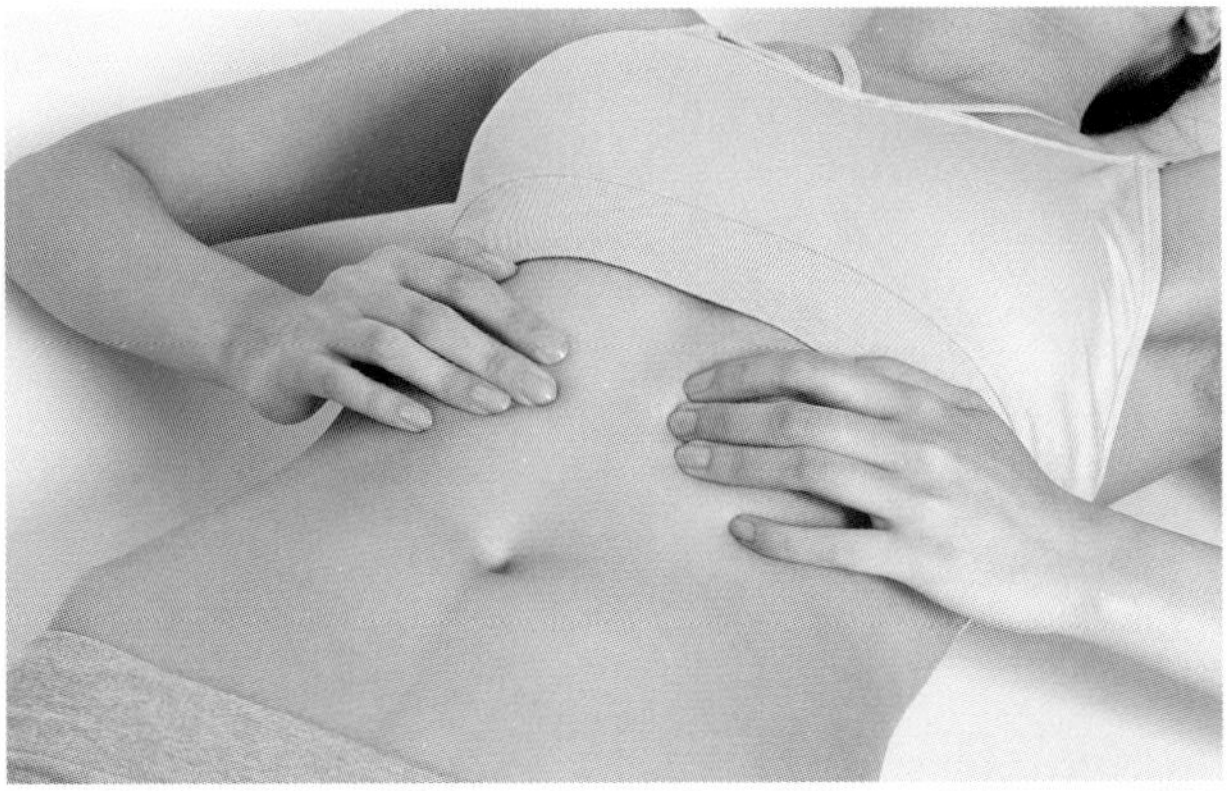

②側腹　あなたの〝余力〟を知るバロメーター

側腹＝わき腹といえば「くびれ」が気になる場所。キュッと締まったウエストは、見た目に美しいだけでなく、内臓の健康度もあらわします。理想は指と指の間の水かきのように、奥の筋肉が薄く柔らかい状態。下の写真を参考に、大きくつまんでみましょう。左右を比較して分厚い、硬い、痛みがある側の内臓や腰に、疲労がたまっています。

また**「肋骨と腸骨（腰骨）の間に指何本分の隙間があるか」**も確認しましょう。3本分入れば、体を支える左右のバネがしっかりして余力があります。逆に1〜2本しか入らないなら、肋骨が下がり、内臓にも負担がかかっています。体に余裕がないため、少しの無理が大きなダメージにつながります。

側腹チェックの仕方

つまみ方

- 仰向け、または立っておこなうとよい
- 食後すぐは避ける
- 柔らかい脂肪の奥にある筋肉をつかむ
- 少し痛気持ちいいくらいの強さで

隙間の計り方

- 仰向けでおこなうとよい
- 薬指を腸骨のフチにあて、中指、人差し指の順に三本指がすっぽり入れば正常

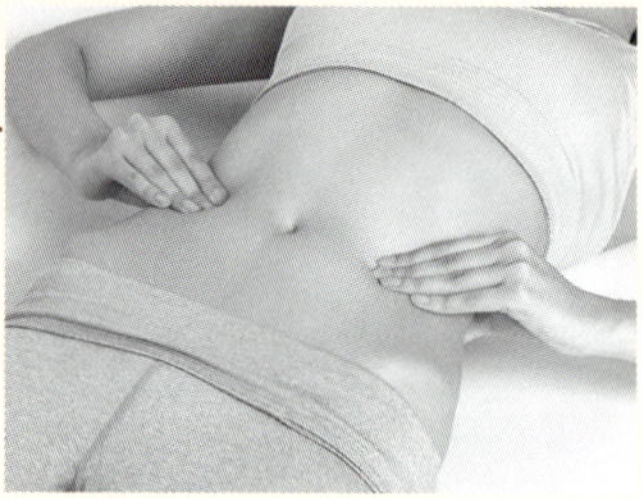

ここを確認！

- 柔らかく、薄い→正常
- 左が硬い（痛い）→腎臓系の負担の可能性あり
- 右が硬い（痛い）→神経系の負担の可能性あり
- 隙間が狭い→狭い側の肺が下がっている

③鼠径部　足腰や骨盤内の不調があらわれる

左右の太腿の付け根より内側の部分を鼠径部といいます。ここはお腹と脚との境目。動脈や静脈、リンパ管、神経などが走っています。そのため子宮や卵巣、膀胱、腸などの**「骨盤内臓器」や足腰の不調のサイン**が出やすい部分です。

よい状態かどうかは、仰向けになったときの脚の動きで判断します。脚を軽く内へ倒し、左右の脚の形や筋肉の動きを感じてみましょう。脚の付け根から足先までスムーズに倒せる人は、鼠径部の状態がよく、股関節の動きもスムーズで、骨盤内臓器もよく働いています。逆にどこか引っかかりを感じたら、動かしにくい側の脚と同じ側の下腹部をていねいに確認しましょう。

鼠径部チェックの仕方

さわり方

- 仰向けで鼠径部に手をあてて確認する
- 足先を軽く内側へ倒す（力まず、自然に）
- 呼吸は普通に

ここを確認！

- 足先だけでなく、脚全体が内側に倒れる→正常
- 左右両足とも内に倒れにくい→
  骨盤全体が下がり、骨盤内臓器にも負担がある
- 足がつま先方向に倒れる→
  裏側のアキレス腱がこわばっている
  （頭の緊張のあらわれ）
- 左だけ極端に内に倒れる→
  婦人科系に負担がある（生理不順など）

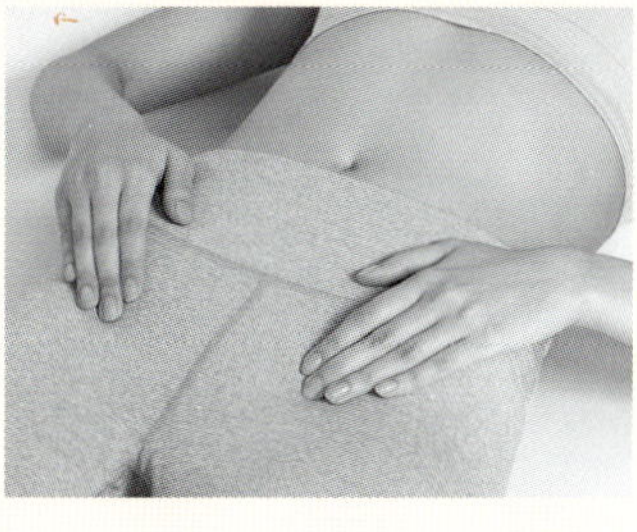

体の軸とお腹のアウトライン
03

生きる力をあらわす 体の軸〝丹田〟

上中下 3つのバランスが大切

日本の伝統文化では〝丹田〟という言葉がよく出てきます。心身の充実や安定をつかさどる場所とされ、一般的には下腹部にある「下《しも》丹田」の意味で使われています。しかし、その上に「上《かみ》丹田」「中《なか》丹田」の2つがあり、それらのバランスが重要であることはあまり知られていません。

3つの**丹田のバランスは、上から「虚《きょ》・冲《ちゅう》・実《じつ》」が理想**です。上丹田は適度にリラックスしてやわらかく、下丹田はどっしりと力があって、しっかり呼吸が届いている。つまり下が安定し、上に余裕がある状態です。病気の最中でも丹田がその状態であれば、免疫力・回復力が発揮されて快方に向かいます。反対に上下がそれと逆の状態ならば、健康に見えても体調を崩す可能性が高いといえるでしょう。

大切なのは、下丹田まで深く呼吸が入ること。普通は胸で呼吸をしていますが、激しい運動後は肩で、病気が重くなると口や鼻だけで呼吸します。体の負担が大きいほど呼吸が浅くなるのです。すぐにキレるなど、精神的に余裕がないときも同様です。**深く、静かに下丹田まで呼吸を導ければ、気力の充実や回復力の向上、さらには生き方の充実へとつながっていく**のです。

理想的な丹田の状態は？

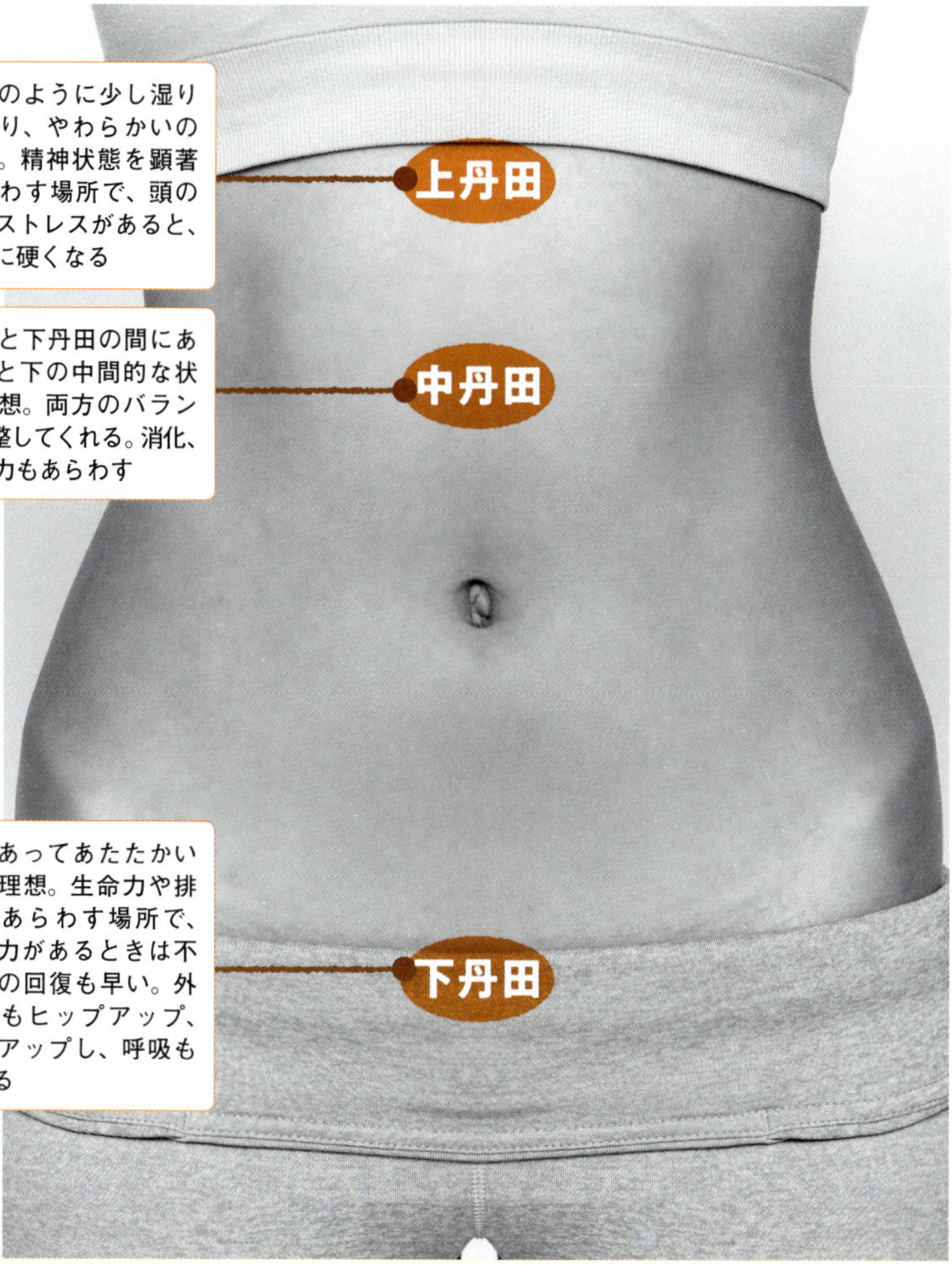

犬の鼻のように少し湿り気があり、やわらかいのが理想。精神状態を顕著にあらわす場所で、頭の緊張やストレスがあると、とたんに硬くなる

上丹田と下丹田の間にあり、上と下の中間的な状態が理想。両方のバランスを調整してくれる。消化、吸収能力もあらわす

弾力があってあたたかい状態が理想。生命力や排泄力をあらわす場所で、ここに力があるときは不調からの回復も早い。外見的にもヒップアップ、バストアップし、呼吸も深くなる

ここを確認！

- 自然に呼吸をすると、下丹田も大きく膨らむ→**正常**
- 下丹田が冷たい、動かない、硬い、押すとズブズブ→**呼吸が浅い、回復力が乏しい**
- 上丹田が硬い、冷たい→**心理的な負担が大きい、常に頭が緊張している**

Column 2

腹部十二調律点の「発見」

ここまではお腹のアウトラインでしたが、それだけではとうてい正確な診断も症状の回復も難しいところです。そこで出てくるのが、お腹にある12個の調律点です。

この調律点、もともと5つしかありませんでした。場所としては、上・中・下の丹田と1番と3番の調律点あたりです。私よりも前の世代の療術家たちは、その５つで対応していました。

でも、大勢の人のお腹にふれればふれるほど、別のところにも硬直や弛緩があり、冷たさや異常な脈を感じる。何よりも、そこを操法すると明らかな改善がみられる。時代とともに人間の体が変わり、複雑になってきたのです。そこで、長年の経験の蓄積をもとに、さらに体を細分化してみるようになりました。そうやって体系づけたのが、腹部十二調律点なのです。

もう30年以上も講座で教え続けていますが、読者の皆さんに広く、ここまで詳細にお話しするのは本書が初めてではないかと思います。

第3章

腹部
十二調律点

腹部十二調律点

01

全身の状態が手に取るように

日々お腹にふれ、指に覚えこませる

いよいよ腹部十二調律点に入るわけですが、最初はよくわからないかもしれません。だからといって、すぐに「できないね」とさじを投げないでほしい。そして、毎日定期的にお腹をさわって確認してほしいと思います。

なぜわかりにくいのかというと、まずは適切なさわり方をしていない可能性があります。これについてはのちほどお話しいたします。次に、異常な部分にふれた経験がない、という点もわかりにくさの一因です。でも、それは喜ばしいことです。硬さや冷たさ、肌のザラつきや力のない状態など、顕著な異常に出くわしたことがない人だから。体が健康で元気な状態にある人だからです。

異常があるお腹というのは、そこに指がふれたとたん「アレ？」とか「何かある！」といった具合に違和感を覚えます。いつもさわっているお腹とは違うとわかれば、それが十二調律点を理解する第一歩になります。

そういうときのために、**日々お腹にふれ、お腹の感触を指に覚えこませることが大切**なのです。

腹部十二調律点を探る意味

なぜ、十二調律点を一つひとつ探らなければならないのでしょう。それは、**今現在の体の中の働き、皮膚や筋肉の奥にある状態を知る**ために必要だからです。こう説明すると、レントゲンやCT検査、MRI検査を思い浮かべる人もいるかもしれません。

たしかにそれらは正確な診断をする上で欠かせないものでしょう。しかし、そのときの体の、ほんの一瞬をとらえただけの画像では、骨や臓器そのものの異常は見つけられても、時々刻々と変化し続ける体内の動きをきちんと把握することは難しいのが実情です。

さらに、十二調律点にはもうひとつ、**不調に陥った大もとの原因を見つける**という意味があります。

たとえば、肝臓に関係のある調律点（1番）で硬さや冷たさを感じたとします。では、なぜ肝臓が不調になったのか？　お酒の飲みすぎだ！　とすぐに理由が思いあたる人もいれば、心あたりのない人もいます。だから、調律点を探ってみる。すると、精神的な負担を表す部分（3番）にも違和感があった。それなら「ストレスが原因の一つだ」となります。そこまできたら、あとは普段の生活を振り返ってみれば、わかるはずです。

ストレスから暴飲暴食になっていないか、お酒に頼っていないか、ハードワークで栄養ドリンクやサプリメントを常用していないか、あるいはガマンし続けていないか……。そうした根本原因が明確になって初めて、どうすれば原因を取りのぞけるのかを考える段階に入れます。

そうやって不調を紐解き、根本的な回復と再発予防へとつなげていくのが十二調律点を探る意味なのです。

調律点のさわり方

12か所ある調律点は、**必ず1番からはじめ、2番、3番……と順番に時計まわり**でふれていきます。左の図を見ながら、自分でさわってみてください。ただし、剣状突起には普段はふれないこと。この先には「禁点」といって、人体の急所のひとつがあります。ふれていると気持ちが悪くなるなど、不具合が出やすいので気をつけましょう。

ふれる際は、親指を除く4本指を使います。指の腹全体を使って脂肪の下にある筋肉をふれるイメージで、大きく滑らせながらさわりましょう。

そうやってお腹を探り、**指の腹がちょうど収まるような、周囲より少し凹んだ部分があったら、そこが調律点**です。位置や感触を覚えておくと、調律点の変化を感じやすくなります。わかりにくい場合は、1番から順に試せば、ほかと感触が違う場所を見つけやすいと思います。各調律点がきれいに定位置にあり、つきたてのお餅のように弾力があれば、とてもよい状態です。

体の不調は、その凹み＝調律点の変化として出てきます。体調によって場所がズレることもあるので、注意深くふれてください。

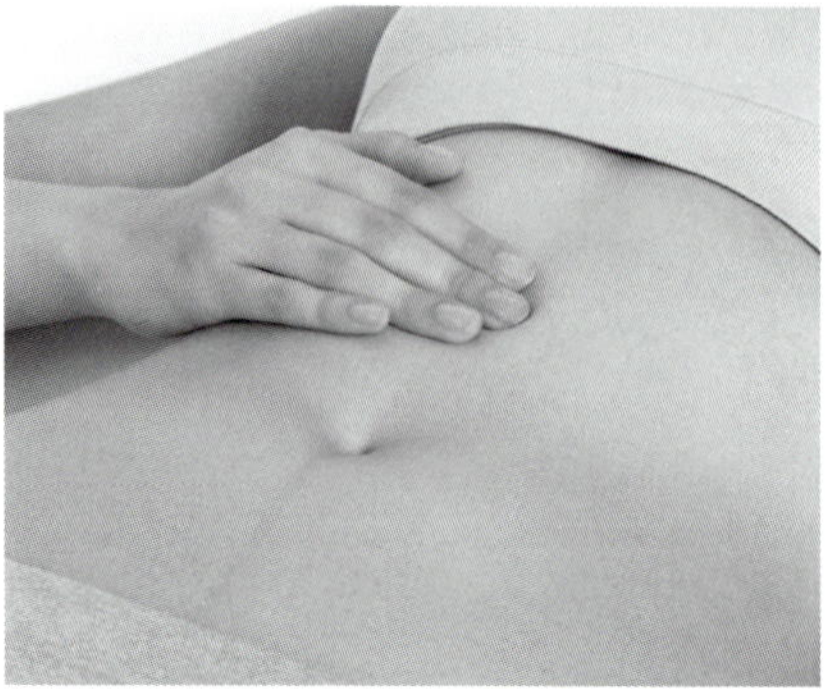

十二調律点はここにある！

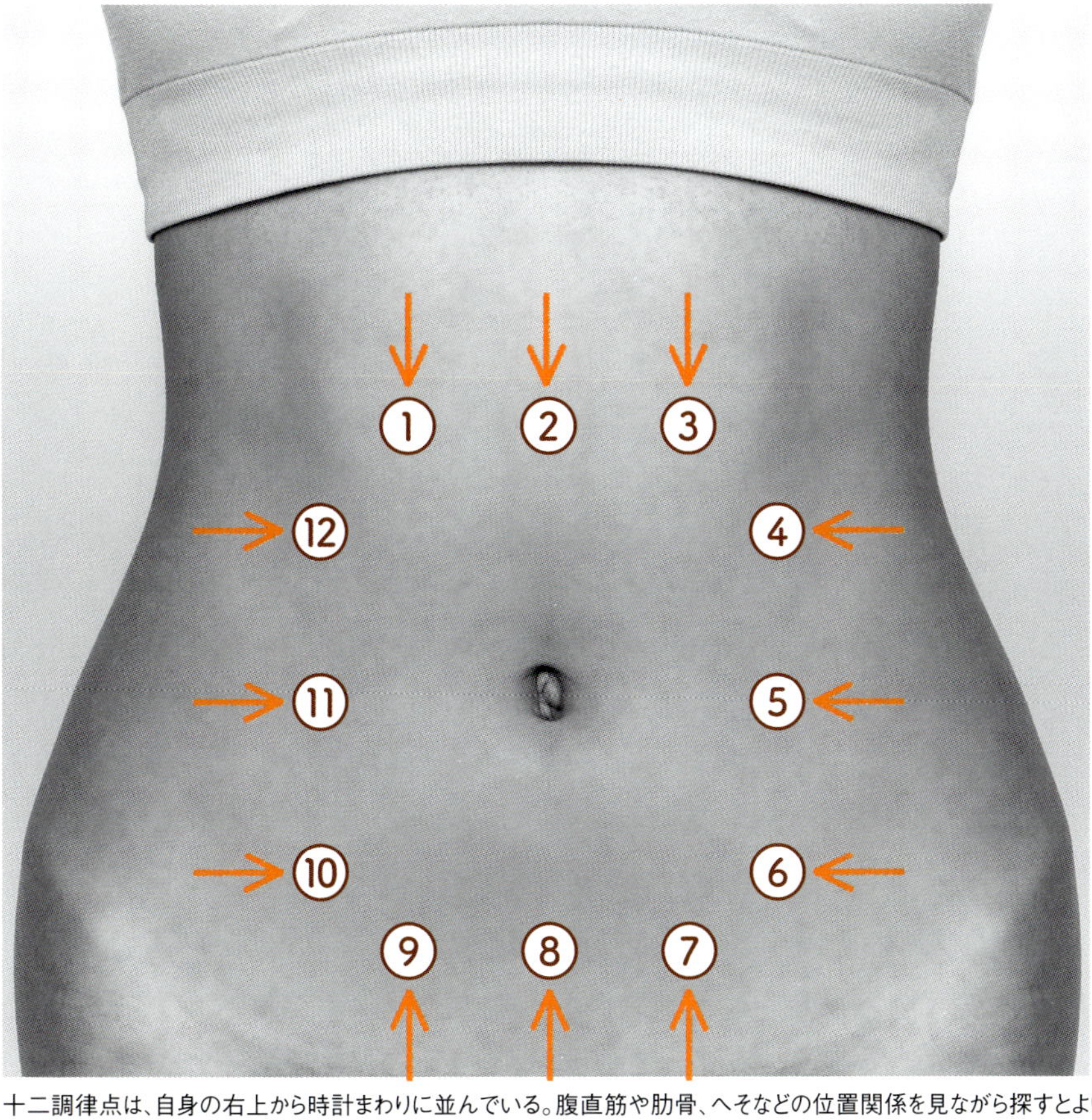

十二調律点は、自身の右上から時計まわりに並んでいる。腹直筋や肋骨、へそなどの位置関係を見ながら探すとよい。わかりにくい場合は、矢印を参考に外から内へとふれてみるとよい

さわり方

● 中の筋肉にふれる気持ちで、少し広範囲にさわる。硬直した場所は違和感があり、弛緩した場所では奥まで力なくズブズブと指が入っていく。

NG 指を立ててさわるのはNG。爪の硬さや指先そのものの硬さがあって、非常にわかりにくい。

第3章

腹部十二調律点

1番

痢症活点《りしょうかってん》

肝臓と密接に関連する“中毒・解毒”の急所

調律点1番は右側の肋骨の下、腹直筋とぶつかったところにあります。ちょうど肝臓の上にあたり、中毒や解毒の急所です。

肝臓は人体の「化学工場」と呼ばれ、栄養や薬の成分を分解するため一日中働いています。それゆえ、機能が低下するとたちまち分解がとどこおり、それが不調のサインとして1番に出ます。胆嚢の場合も同様です。

育児や介護、パソコンやスマホの常用などで前かがみの姿勢が続いても、1番が硬直することがあります。疲れから肋骨が下がって体をねじり、肝臓が圧迫されて影響を受けるからです。慢性的なストレスなど、心理的影響も見逃せません。

風邪をひいたときや、おたふく、はしか、水ぼうそうなど、子どもの伝染病のときにも1番が硬くなります。最近の子どもは体力・免疫力が低下しているためか、症状がぐずぐず長引くケースがよく見られます。その場合は1番に蒸しタオル（→90ページ）をあてると経過がスムーズです。

ほかにも二日酔い、熱中症、抗がん剤の使用で白血球数が下がったときなど、1番に硬直があらわれるケースは少なくありません。それだけに非常に重要な箇所なのです。

中毒とは

不要なものを体外に排泄できず、それらが蓄積してしまった状態を「中毒」と呼んでいます。細菌による食中毒だけでなく、薬やサプリメントの摂りすぎ、食べすぎ、アルコール、ストレス、熱中症で体内に熱がこもった状態なども中毒となります。

調律点 1番 から見るお腹MAP

肺が落ちて前かがみになると圧迫されて、1番の硬直を生む。その逆もある

肋骨

体内に摂り入れた成分を分解する。解毒を担い、心理的ダメージがあると酷使されやすい

肝臓

ストレスや心理的な要因が長い間蓄積すると、3番→1番の順で硬くなる

3番 (→46ページ)

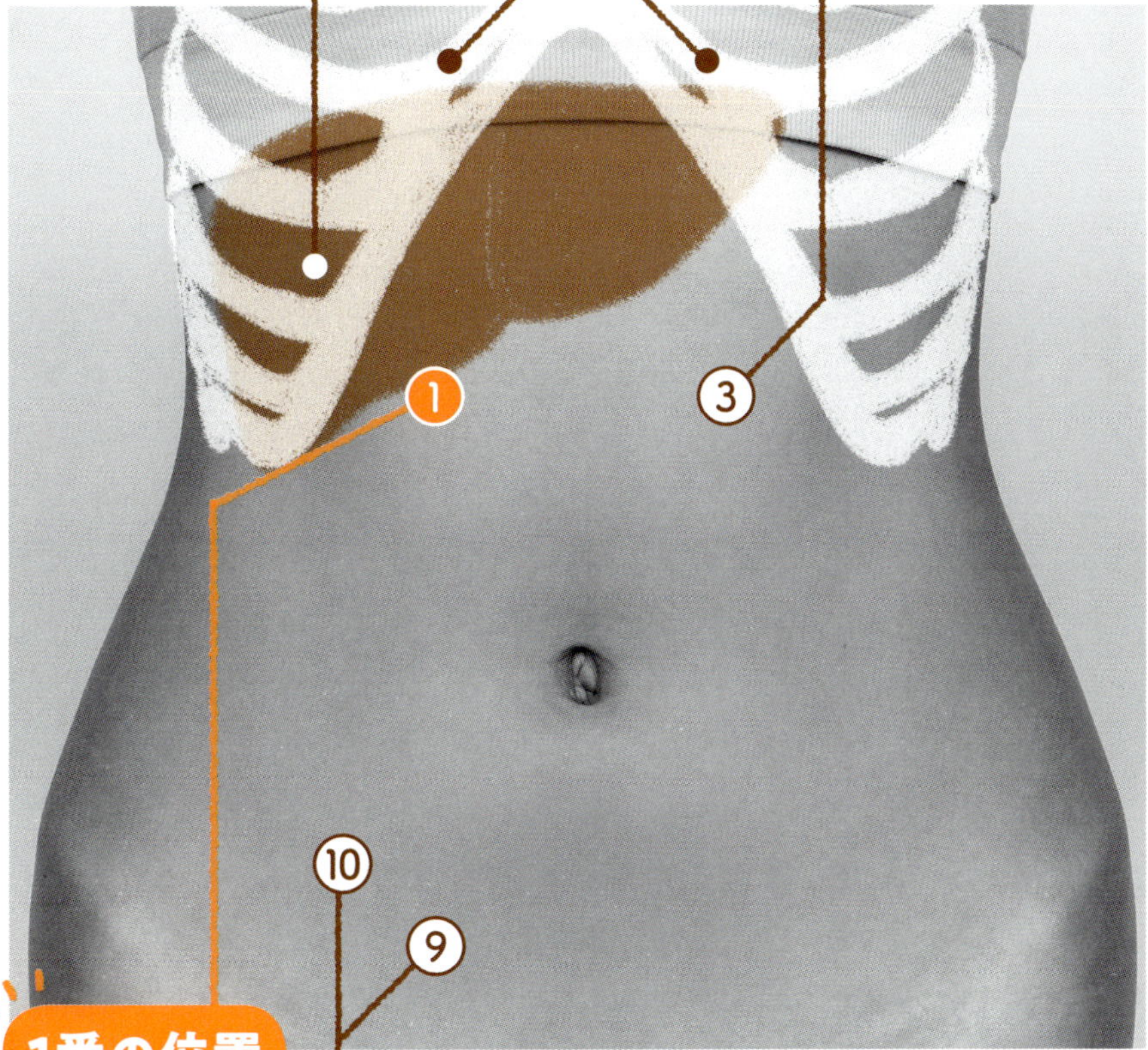

1番の位置

右の腹直筋の中央が右の肋骨とぶつかる部分。肋骨に人差し指をあてたときに、中指の位置にくる

9番・10番 (→62ページ)

慢性的なストレスなどで異常が右下に移動し、右股関節の不調や右ひざの痛みになることがある

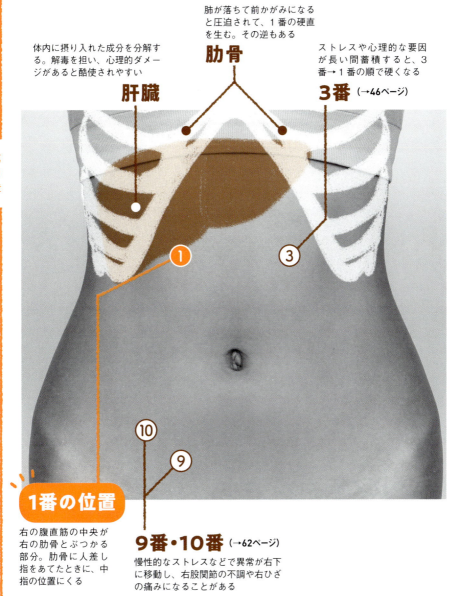

Case 1

3番から1番へ硬直が移動
蓄積したストレス

こんな状態!

身のまわりにあふれるストレス。その影響を受けると、最初は3番が硬くなります。すぐに発散できればよいのですが、うまく受け流せなかったりガマンし続けていると、やがて1番が硬くなります。鏡などで確認すると、右上腹部が縮こまった前かがみの姿勢をしていることが多いのです。

これで解決!

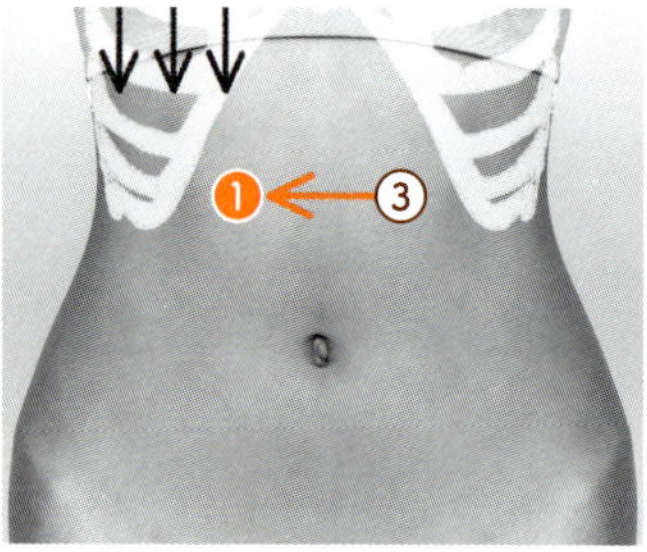

ストレスの原因を元から断てればよいのですが、なかなか難しいもの。ストレスを受け流せる、余裕のあるお腹になりましょう。肋間をゆるめて、肝臓を圧迫から解放することが大切です。**胸椎9番の体操**（→98ページ）をおこなってから、1番に**蒸しタオル**をあてましょう。

Case 2

1番の硬直を2番で解決する
吐き気

こんな状態!

吐き気はあるが吐けない、ムカムカする、つわりがひどい、熱中症による気持ち悪さ……などの症状が出た場合は、中毒によって1番が硬直しています。慢性的なストレスなども含めて、今の体に不必要なものを上手に排泄できないことが原因です。

これで解決!

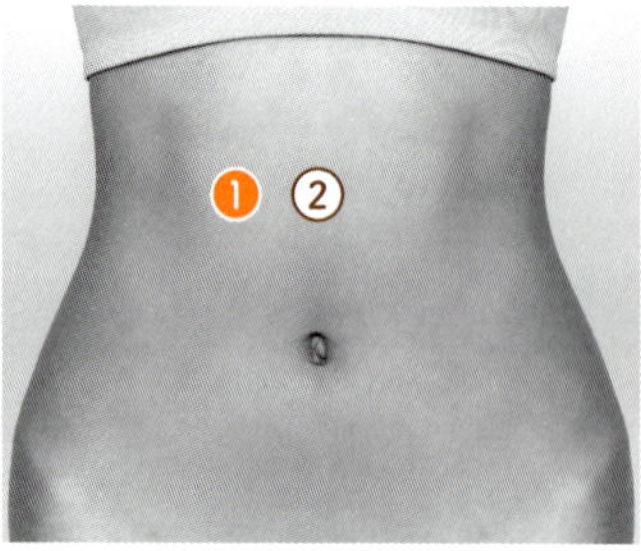

体の働きが落ちているときは、吐き気があってもうまく吐けずに苦しいもの。そんなとき、隣りの2番に**蒸しタオル**をあてると、胃をぐっと収縮させる力が出て、楽に吐くことができ、回復に向かいます。後述する**腹部寄せ**（→44ページ）もおすすめです。

Case 3

肋骨の下がりで1番が硬直
利き腕の疲れ、肩こり

こんな状態！

仕事や家事、育児、介護などで腕を使いすぎて肩こりを自覚している人は多いと思います。ひどくなると、1番が硬直する場合があります。腕の疲労で肋骨が下がって肋間が詰まり、肝臓が圧迫されるためです。肩こりがなかなか解消しない人は、一度確認してみるとよいでしょう。

これで解決！

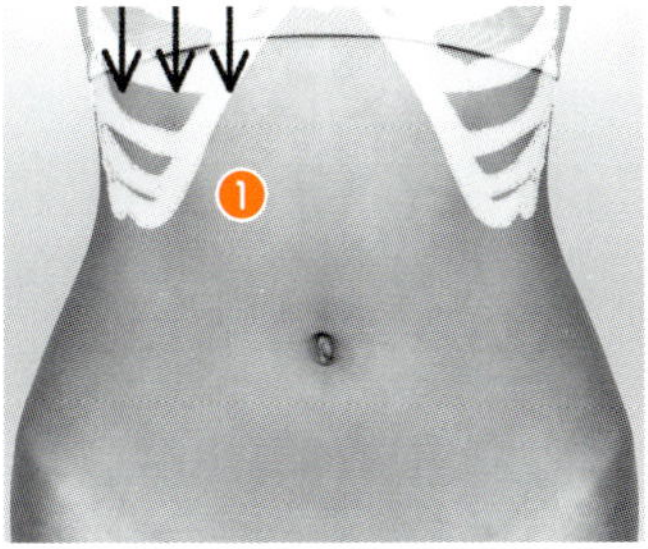

腕・肩の疲労から肋骨が下がって1番が硬直する二次的なもの。根本的な原因をとりのぞくことが大切です。再発を防ぐためには、肋骨を正常な位置へ戻し、肋間を広げる効果がある**C体操**（→104ページ）を定期的におこないましょう。あわせて1番に**蒸しタオル**が効果的です。

Case 4

アトピー性皮膚炎などの発疹

こんな状態！

アトピー性皮膚炎や発疹も中毒の一種。不要なものを熱や汗で排泄できないと、皮膚からの排泄がはじまります。毒素を出すための働きなのです。それを強い薬で封じてしまうと、ほかへ影響が出たときにはさらに強い薬が必要になって悪循環。強い副作用も考えられます。そんな場合でも1番に異常があらわれます。

これで解決！

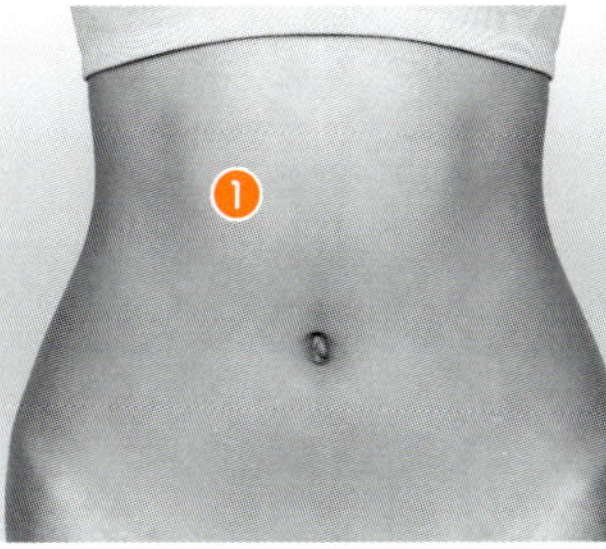

患部に**蒸しタオル**をして、排泄をうながします。ジクジクしても続けて毒素を出しきることが大切。あわせて、**引っかけのC体操**（→114ページ）で呼吸器をゆるめると、体が回復に向かいます。また、**胸椎9番の体操**（→98ページ）で肝臓の働きを高めることも大切です。

2番

胃と心を結ぶ調律点

2番はみぞおちの少し下、1番と3番を結んだ線と正中線が交わるところにあります。ここはちょうど胃の上。肉体面、心理面など、さまざまな原因からくる胃の不調が最初にあらわれる場所です。

たとえば、ストレスから食欲をなくした経験は皆さんお持ちでしょう。それがさらにひどくなると、胃炎や胃潰瘍になってしまいます。胃は心の状態が素直にあらわれる臓器なのです。

自分で2番をさわってみてください。浅いところに硬さや痛みを感じるときは、心理的な影響が大きいケースです。逆に、深いところに硬さや痛みを感じたら、胃そのものの問題です。暴飲暴食から胃が膨れ、心臓まで苦しくなっている場合もありますし、ストレスから本当に胃を壊した場合も、2番の深い部分が硬くなります。

また、前述したように1番（痢症活点）が何らかの中毒で硬くなって吐き気があるときは、2番に蒸しタオルをあてることで、排泄をうながし、楽に吐くことができます。不要なものを出しきり、体をリセットさせるのも、2番の役割のひとつといえるでしょう。

心はどこにあらわれるのか

体を観察していると、心の状態があちこちの臓器にあらわれていることがわかります。心痛から胃が痛くなったり、悲しいことがあって心臓が苦しくなったり。心と体の働きはひとつにつながっているのです。

調律点2番から見るお腹MAP

体の中央を示す線。２番に硬さを感じたら、みぞおちからへそまでの正中線にもふれてみる。細く硬い線を感じた場合、２番より上にあれば胃や心理的な負担、２番より下なら心臓の負担が考えられる

正中線（→45ページ）

食べた物を胃液と混ぜ合わせ、十二指腸へと送り出す臓器。胃炎や胃潰瘍など、ストレスに弱い

胃

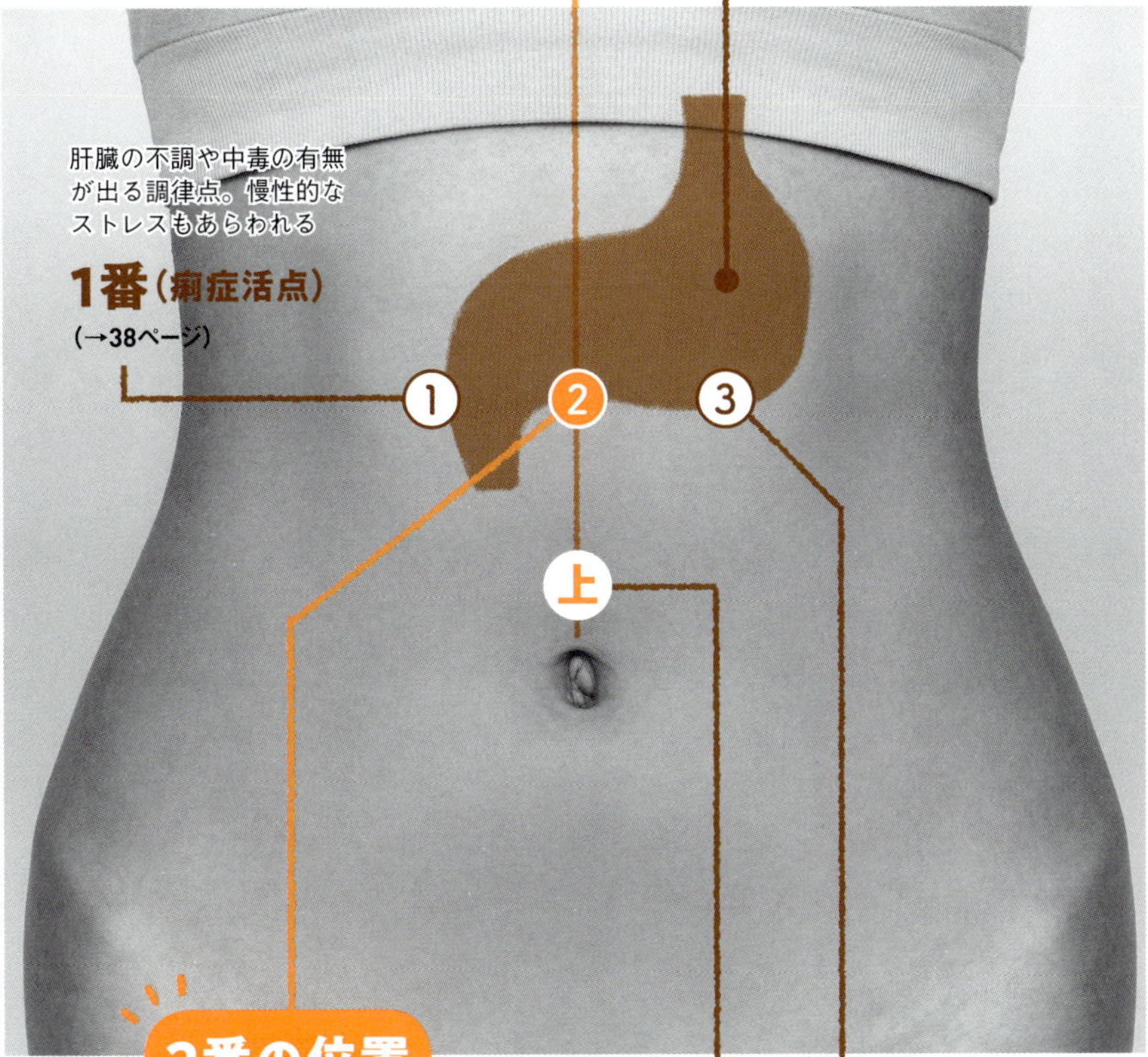

肝臓の不調や中毒の有無が出る調律点。慢性的なストレスもあらわれる
1番（痢症活点）
（→38ページ）
1
2
3
上

2番の位置

１番と３番を結ぶ線上で、正中線の上にある

臍十字【上】

（→76ページ）

心臓の不調があらわれる場所。２番の硬さがここと関連することも多い

3番（→46ページ）

ストレスを明確に反映するポイント。ストレスが続くと２番にも１番にも影響が出る

第3章

Case 5

胃痛・胃炎

2番が硬直し冷たい

こんな状態！ 痛みや不快感、気持ち悪さは、胃の働きが落ちているサイン。そんなときは2番が硬く冷たくなります。常習的な食べすぎや強いストレスが、無意識に胃の緊張を引き起こすのです。自覚はなくても、体は正直。栄養や心理的な負担を消化しきれず、胃袋がSOSを出しているのです。

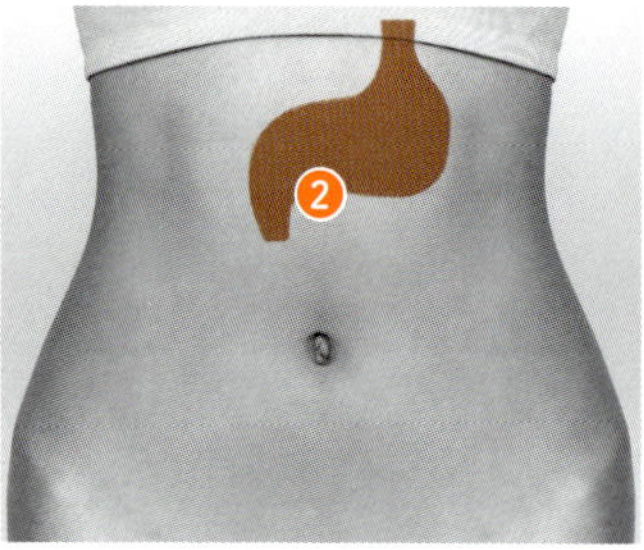

これで解決！

食べすぎやストレスで胃の働きが弱まると、胃酸過多や胃酸の減少が起きます。放置すると潰瘍などへ移行する場合も。そうなる前に2番に**蒸しタオル**をして緊張をゆるめ、**腹部寄せ**（下のコラム）で胃の働きを取り戻しましょう。消化器の働きを高める**脚湯**（→93ページ）もおすすめです。

[腹部寄せとは？]

腹部寄せは、お腹を中心へと寄せながら刺激をする方法です。

1 両手の指を組んでお腹を包み、少し前かがみになる

2 そのまま両手の付け根を使って、お腹を寄せる。上から下に3～4か所おこなう

3 いちばん寄せにくいところで、しばらく保つ

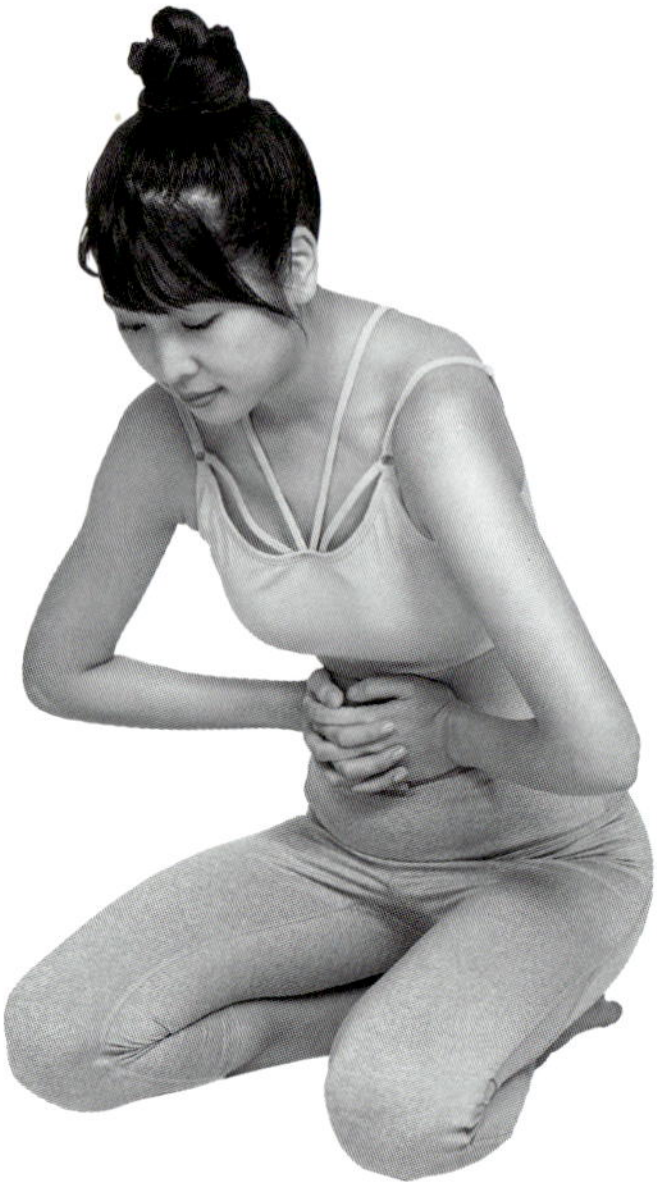

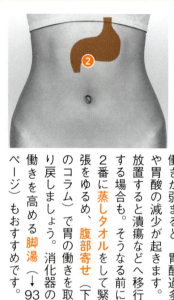

Case 6

胃が悪いはずなのに……

こんな状態！

「胃が悪い」と感じて通院、検査しても「胃は大丈夫ですよ」と言われた。でも、やはりおかしい……という人がいます。これはストレスや生活習慣から心臓、呼吸器などに負担がかかったことがおもな原因。肋骨が下がりみぞおちを圧迫する姿勢を取り続けることで、二次的に胃に影響が出たのです。

これで解決！

ハの字の肋骨挙上体操（↓112ページ）で胃が十分に働ける空間を取り戻しましょう。上手にできれば、その場でグルグルと胃が動きはじめます。予防のためには、**複合体操**（↓116ページ）がおすすめです。消化器と心臓や呼吸器の負担を同時に解消でき、体質改善にもつながります。

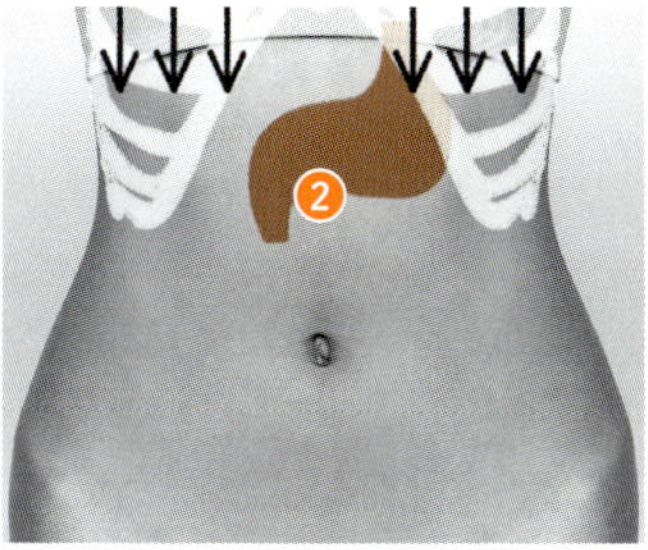

正中線が大切なワケ

人体の柱である背骨と同様、お腹を通る正中線にも体を支える大切なポイントが集まっています。ここは、やわらかく張りがある状態がベスト。極端に硬かったり、力が抜けているのは、全身のバランスの崩れを意味します。元気な人は、顔も体も中心に向かってキュッと締まっています。物事を前に進める勢いがあり、動きもスムーズで無駄がありません。そのようなときは、正中線のラインもすっきりとわかりやすいのです。

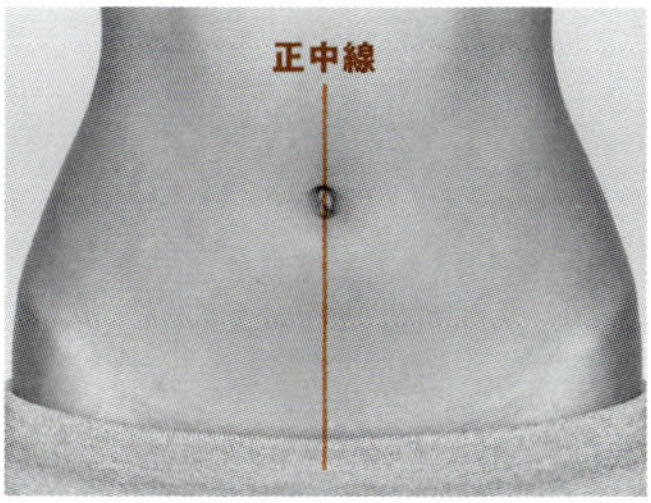

3番

感情抑圧点

心の状態が瞬時にあらわれる

3番は左側の肋骨の下、腹直筋とぶつかったところ。1番とは左右対象の位置にあります。

別名は「感情抑圧点」。その名の通り、重圧、怒り、悲しみ、つらさといった負の感情や急激なストレス、ショック状態をガマンすると、硬いものがあらわれます。「癇癪《かんしゃく》玉」という言葉がありますが、まさに玉のようなものが3番に感じられるのです。癇癪を爆発させて気持ちがスッキリすると、この玉も消えてしまいます。

ところが、「臥薪嘗胆《がしんしょうたん》」とガマンし続ける、あるいは考えごとや心配ごとで絶えず頭の緊張が続くと、やがて内臓にまで影響がおよびます。胃や肝臓に負担がかかって機能が低下したり、下腹部に影響して、腸の過敏や虫垂炎の原因のひとつになる場合もあります。調律点でいえば、3番の硬直が2番や1番、4番5番や9番10番にまで影響してくるわけです。

そうなる前に「癇癪玉」をとらえて、玉をころがすイメージで、へそのほうへ向けてみましょう。上手にできれば、スーッと玉が消えてイライラがおさまります。また、深息法（↓94ページ）で深い呼吸を誘導するのも効果的です。

3番に関連する隠れたポイント

3番のエリアには、紹介しきれない要素がいくつかあります。代表的なものは、心悸亢進《しんきこうしん》（動悸）など心臓にまつわるポイント、免疫系と密接な脾臓に関するポイントの2つ。専門性が高いので、また別の機会にお話ししましょう。

調律点 3番 から見るお腹MAP

肝臓の不調や中毒の有無が出る調律点。慢性的なストレスもあらわれる

1番（痢症活点）

（→38ページ）

強い心痛やショックを受けると、肋間や側腹の間が詰まって硬くなる

肋間・側腹

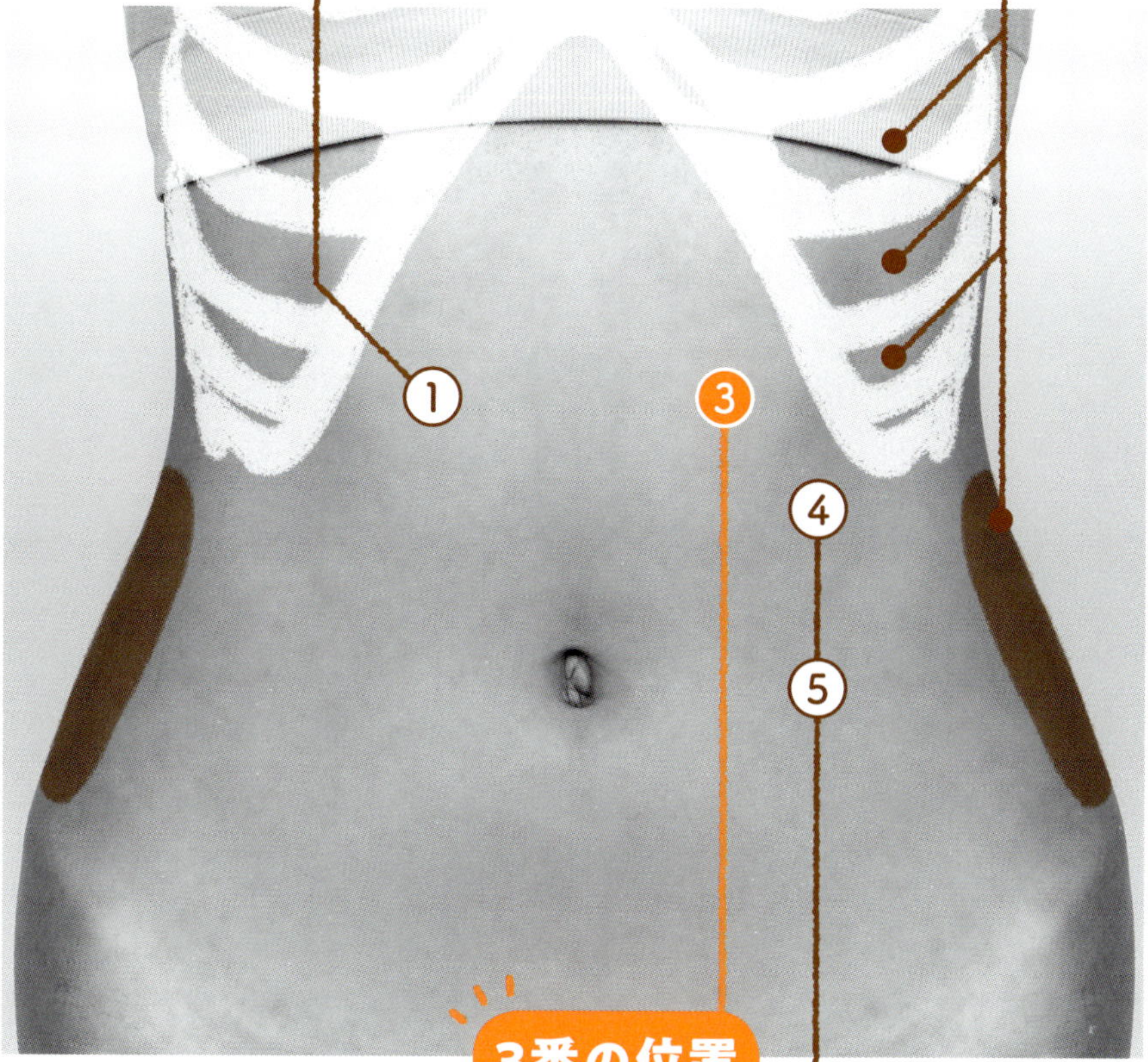

3番の位置

左の腹直筋の中央が肋骨とぶつかる部分。肋骨に人差し指をあてたときに、中指の位置にくる

4番・5番 （→50ページ）

ストレスが胃や腸に影響を与え続けた場合に弛緩する。胃下垂や胃潰瘍などが典型的

第3章

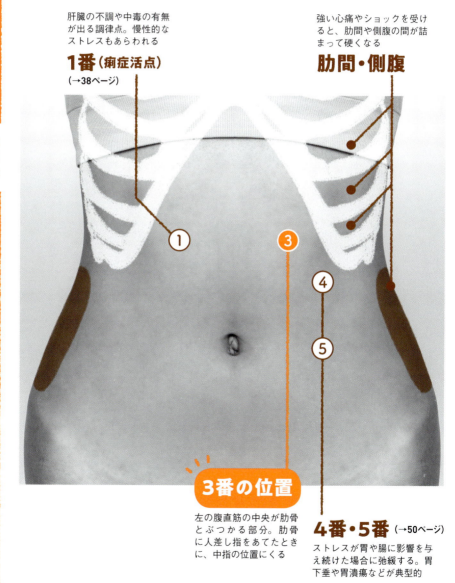

Case 7

3番の硬直が原因で
キレる・イライラ

こんな状態！

ちょっとしたことでキレやすい、イライラする、落ち着かない……最近は大人でもそうした人が増えてきました。つねに呼吸が浅く、3番の硬直がとれない状態です。そのため肋骨がこわばって前屈。骨盤が後傾して腹がすわらなくなります。それを支えようと上腹部が硬くなっているのです。

これで解決！

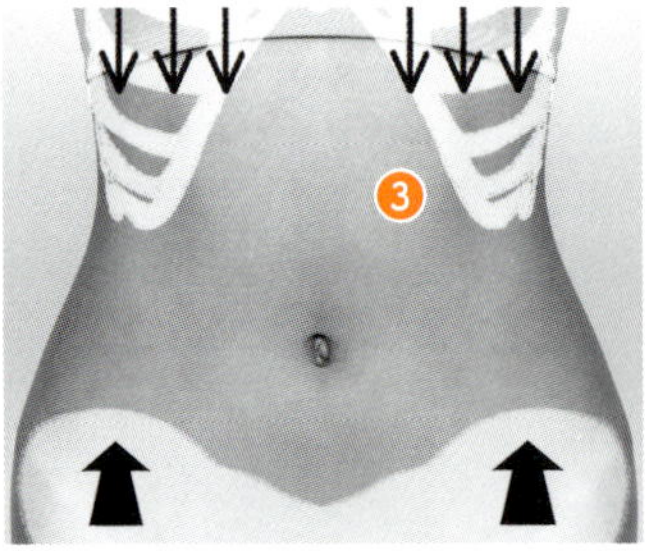

肋骨がゆるみ呼吸が体の隅々まで入ると、3番の硬さが取れストレスに負けない余裕が出てきます。**C体操**（↓104ページ）をしてから、上腹部に**蒸しタオル**をして緊張をゆるめましょう。さらに**深息法**（↓94ページ）で心身のバランスが調整されると、3番の負担が軽減して落ちつきます。

Case 8

3番が硬くて下痢が続く
ストレス性の下痢

こんな状態！

悪いものを食べたわけでもない。腸そのものが悪いわけでもない。それでも3番が硬くて下痢が続くなら、ストレスを下痢という形で排泄していると考えられます。排泄しきってしまえば、3番の硬さも解消します。胃腸は消化・吸収だけでなく、デトックスを担う臓器でもあるのです。

これで解決！

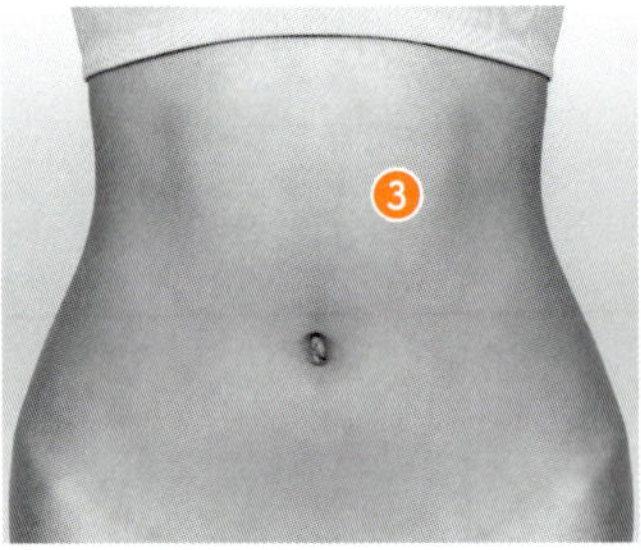

ストレス性の下痢の場合、出しきってしまえば自然に止まり、体がリフレッシュされます。よほどのことがない限り、薬などでむやみに止めないこと。痛みがあるときは下腹部に**蒸しタオル**をすると、スムーズに排泄しやすくなります。**腹部寄せ**（↓44ページ）も効果的です。

Case 9

精神的ショックが3番に むち打ち症

こんな状態！ 事故などで起きるむち打ち症は、首が回らない、首を動かすと痛いなどの症状ですが、あわせて3番が硬直している場合がほとんどです。体への衝撃だけでなく、精神的にもショックを受けるからです。それが心臓、肺などの各部から神経を伝わって背骨に回り、首を硬くしてしまいます。

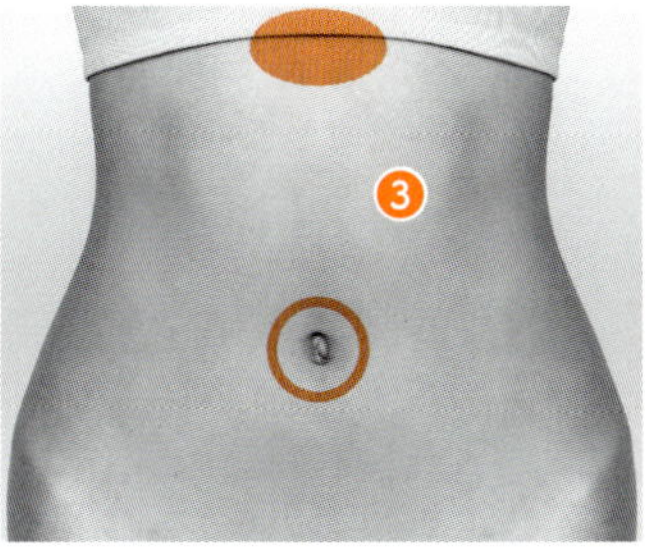

これで解決！

大きな事故のときは、まずへそかみぞおちに**蒸しタオル**をして体に〝活〟を入れることが大切です。それから**ハの字の肋骨拳上体操**（→112ページ）で3番の硬さを解消し、**むち打ちの体操**（→118ページ）で首のこわばりが調整できれば、症状が落ち着きます。

むち打ち症にはニセモノも！

本当のむち打ち症は、首の骨（頸椎）が損傷している状態です。なった瞬間から親指と人差し指にしびれを、首に痛みを感じます。当然、回復には頸椎の調整が必要になります。

ところが、頸椎にはダメージがないのに、むち打ちのような症状を訴える人がいます。事故などの強いショックで3番（感情抑圧点）やみぞおちが硬くなり、そこから首が硬直。吐き気も出ます。

これは精神的ショックが原因の「偽むち打ち症」。お腹や腰を調整して心理的なショックがなくなれば、回復します。

4番・5番

胃や腎臓と関連が深い調律点

4番と5番は、3番よりも外側、左腹直筋の外側にあります。4番は肋骨の一番下から指1～2本分下がったところ。5番はへそからほぼまっすぐ左へ行ったところです。見つけにくい場合は、外側から内側へゆっくり指をすべらせれば、ひっかかる場所が見つかるはずです。

どちらも胃に関連する部分で、時間の経過とともに3番にかかった負担が4番へ、さらに5番へと移っていくケースが多く見られます。

胃が弱ってくると、だんだんと4番5番から力が抜け、弛緩してきます。すると、裏側に位置する腎臓にまで影響がおよぶこともあります。血尿やタンパク尿で泡立ちやすいという人も、4番5番の力が抜けていないか、確かめるとよいでしょう。

もうひとつ、4番5番、そして6番には「腰痛の前兆があらわれる」という特徴もあります。側腹に近いためなのですが、右半身の10番11番12番と共通する特徴です。くわしくは、53ページでお話しすることとします。

力が抜けたら要注意

1～3番の調律点は緊張→硬直→弛緩の順で異常の度合いが増しますが、4番5番は過度のストレスなどで一気に弛緩することも。背骨を大黒柱とすれば、4番5番と側腹はそれを支える壁の役割。力が抜けると全身に影響がおよびます。

調律点4番・5番から見るお腹MAP

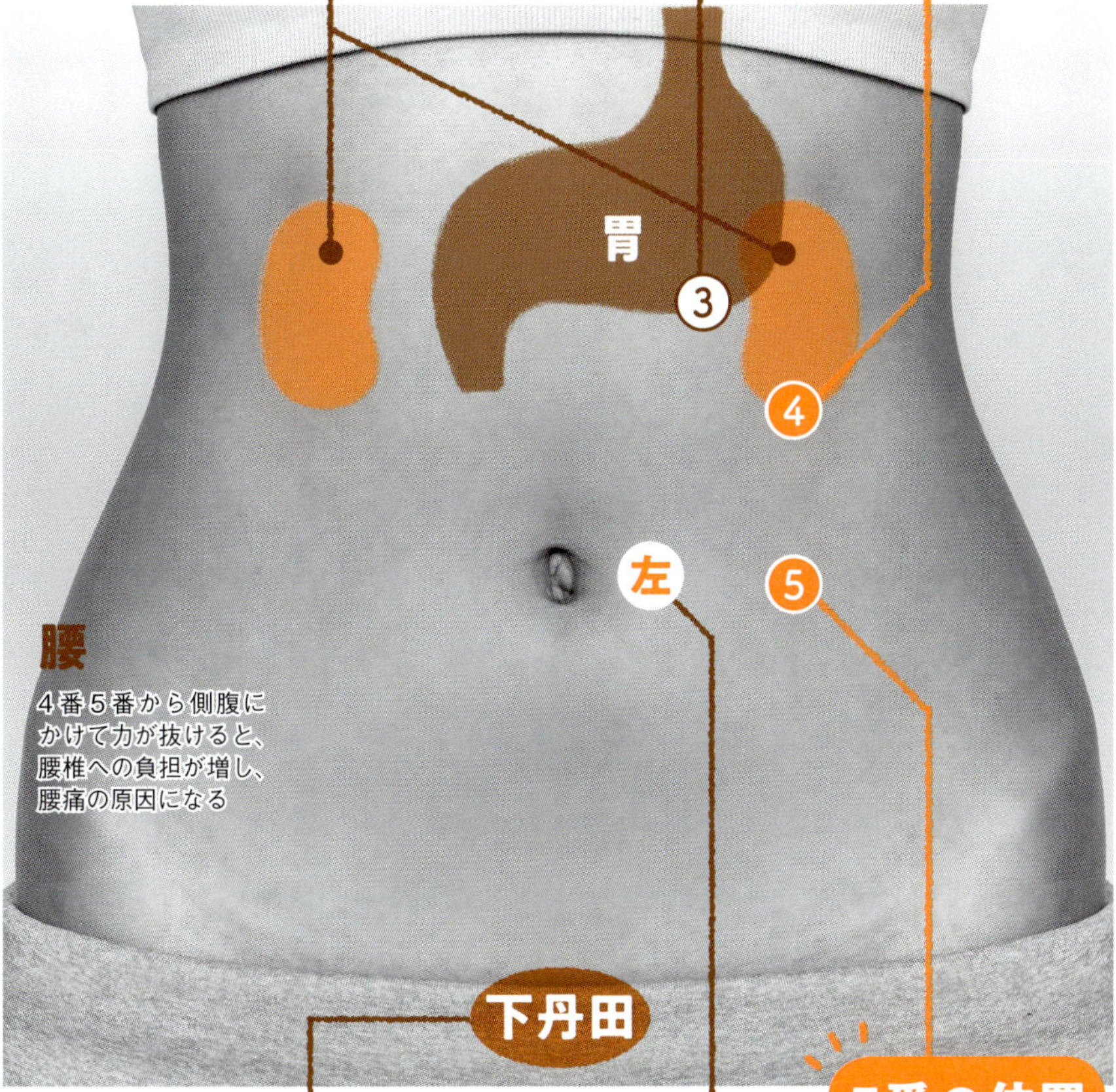

下丹田 (→30ページ)

４番５番の異常が続くと、下丹田の力も抜けてくる

臍十字【左】

(→80ページ)

腎臓や肝臓に影響が出ると、ここに硬直を感じる場合がある

腹直筋の外側で、へその左側（真横）あたり

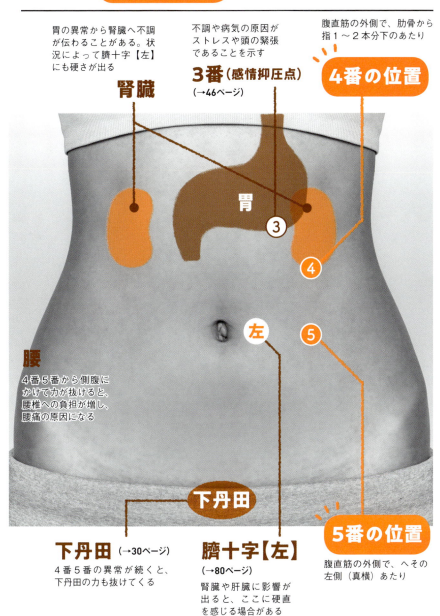

Case 10

3番が硬くなった後、4番5番の力が抜ける

胃潰瘍

こんな状態！

みぞおちの痛みから自覚することの多い胃潰瘍。3番が硬直したのち、4番5番から力が抜けるのが特徴です。一般にはピロリ菌によるともいわれますが、ストレスの要素が強く、仕事の重圧や休む間もない介護などで大脳の緊張が継続しているのが原因です。交感神経が優位になって胃酸過多になるのです。

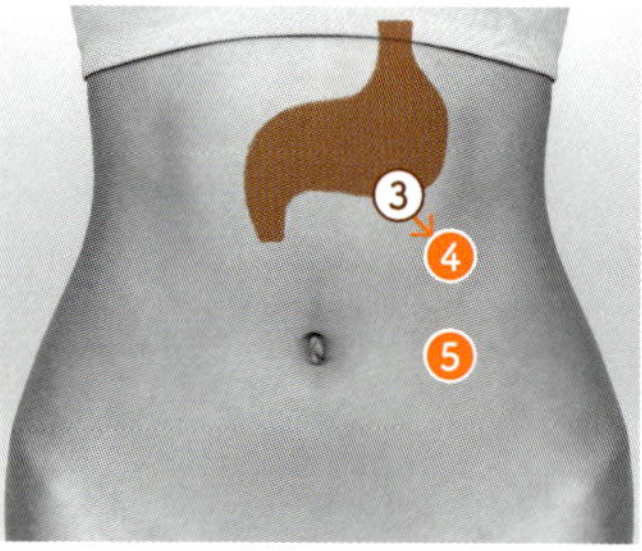

これで解決！

本格的な回復には少し時間が必要です。まずは痛みのある場所に**蒸しタオル**をあてて、血液の循環を取り戻しましょう。あわせて、下丹田に蒸しタオルをあてながら**深息法**（↓94ページ）をおこなうことで、少しずつお腹に力が戻り、回復力が出てきます。

Case 11

4番5番が弛緩し、背中側が緊張

血尿・尿タンパク

こんな状態！

4番5番から力が抜けた状態が続くと、側腹を通って背中側へと影響します。腎臓に負担がかかって慢性的に疲労が抜けず、タンパク尿が出たり、尿に血が混じることがあります。そのまま負担が解消しないと、腎炎や腎盂炎など、状態が悪化することもあるので注意が必要です。

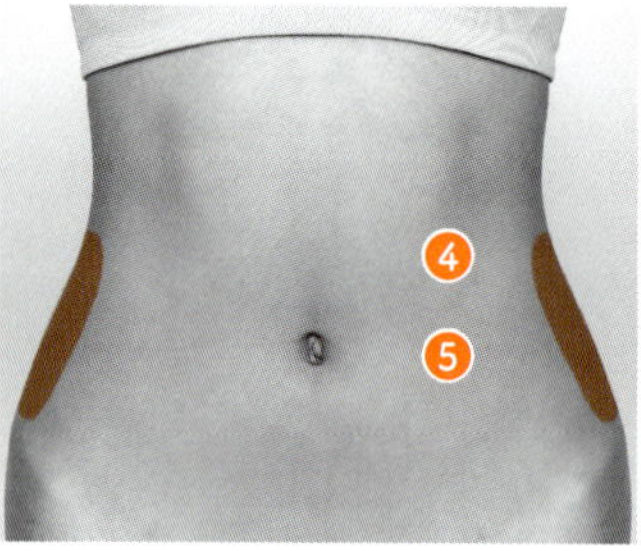

これで解決！

側腹はじき（左のコラム）で刺激し、体の両脇の支える力を取り戻すことが先決です。あわせておこなってほしいのが、**側腹の捻転体操**（↓106ページ）。4番5番が弛緩したときは、肋骨も下がっている場合がほとんどです。全身のバランスを転換させることが大切なのです。

Case 12

4番5番、下腹からも力が抜けるぎっくり腰

こんな状態！

突然腰に激痛が走り、立つも座るもままならなくなるぎっくり腰。お腹の力が抜け、腰だけで体を支えきれずに起きる症状です。原因は、ストレスや食べすぎなどさまざまです。いずれにしても4番5番、6番にくわえて、下腹からも力が抜けたら危険信号と考えましょう。

これで解決！

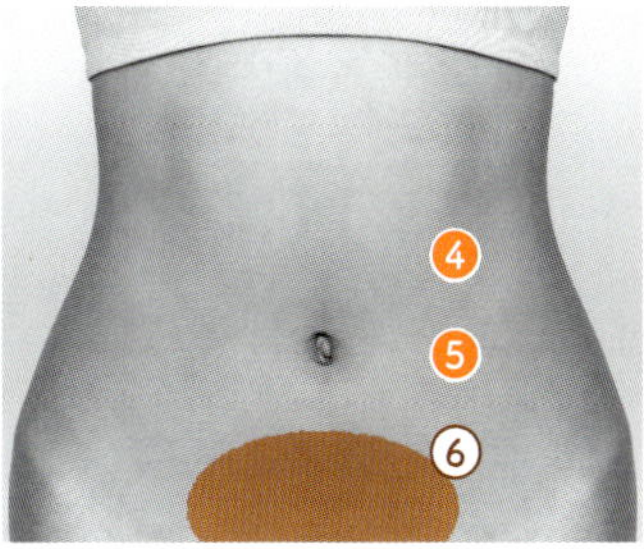

側腹はじき（下のコラム）や**蒸しタオル**で腰の緊張をゆるめ、足首など、動かせるところから少しずつ動かす。ある程度動けるようになったら、**こうもり様《よう》体操**（→100ページ）を。予防には**腰を伸ばす体操**（→102ページ）がおすすめです。お腹や腰の力を維持し再発しない体を目指しましょう。

［側腹はじきとは？］

側腹をつまんではじくことで刺激し、側腹に力を取り戻す方法です。

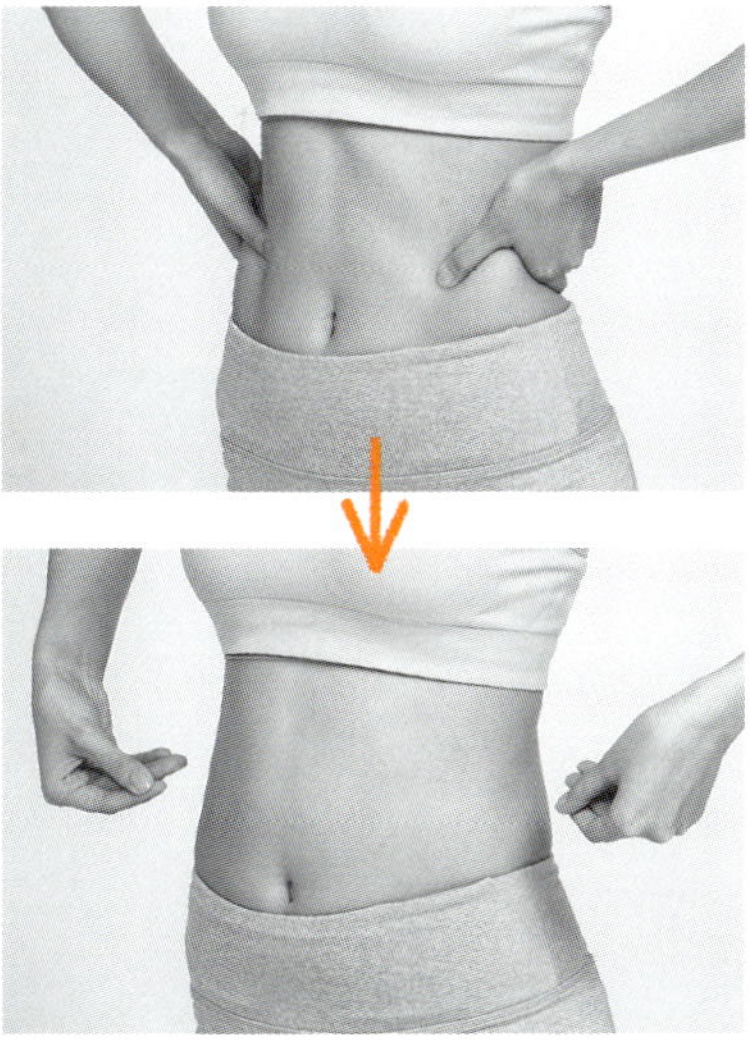

1 膝立ちで背すじを伸ばす

2 親指を前にして側腹を深くつまみ

3 一気に両手を左右に引く。これを数回繰り返すことで、側腹の筋肉が目覚め、働きはじめます

６番・７番

大便や尿、生理など、排泄・生殖と関連

６番は左腹直筋の外側にあり、腸骨（腰骨）の上端のラインから指１～２本分ほど上下したところにあります。７番はさらに下で、腹直筋のまん中ほど。恥骨の左端から指４本分くらい上にあります。どちらも大腸の上に位置しているため、大便に関する重要な調律点です。

さらに７番は、左の卵巣や前立腺、腎臓から膀胱への尿路に近く、生殖器や泌尿器系統の不調をあらわすポイントにもなっています。

ここで大切なのは、時間の経過と深い関係があるという点。たとえば、夏の猛暑で呼吸器や心臓に負担がかかると、まず２番３番が硬くなり食欲が落ちてきます。その後４番５番が弛緩。次いで６番が硬くなると胃痛が起きたり、下痢や便秘、頻尿になることもあります。さらに７番が硬くなるころには、卵巣が腫れて痛みが出ることもあります。

このように体に何らかの異常があると、その部分にとどまらず、二次的三次的に不調が連鎖していくのです。６番７番はその典型的なポイントといえるでしょう。

お腹を見るとき、実は腰椎がはずせない

体の表と裏なので不思議に思われるかもしれません。腰とお腹は神経などを介して互いに影響します。たとえば生殖器の神経は腰椎から出て子宮や前立腺につながっています。そのため、生理の際にはその神経を伝って、腰痛や重みを感じることがあるのです。

調律点6番・7番から見るお腹MAP

女性のみの器官。左右の卵巣で交互に排卵し、卵子が着床しなければ生理となる。女性ホルモンを分泌する器官でもある

左卵巣

不調や病気の原因がストレスや脳の緊張であることを示す

3番（感情抑圧点）

（→46ページ）

胃の不調（特に潰瘍など）や腎臓の不調を示すポイント

4番・5番

（→50ページ）

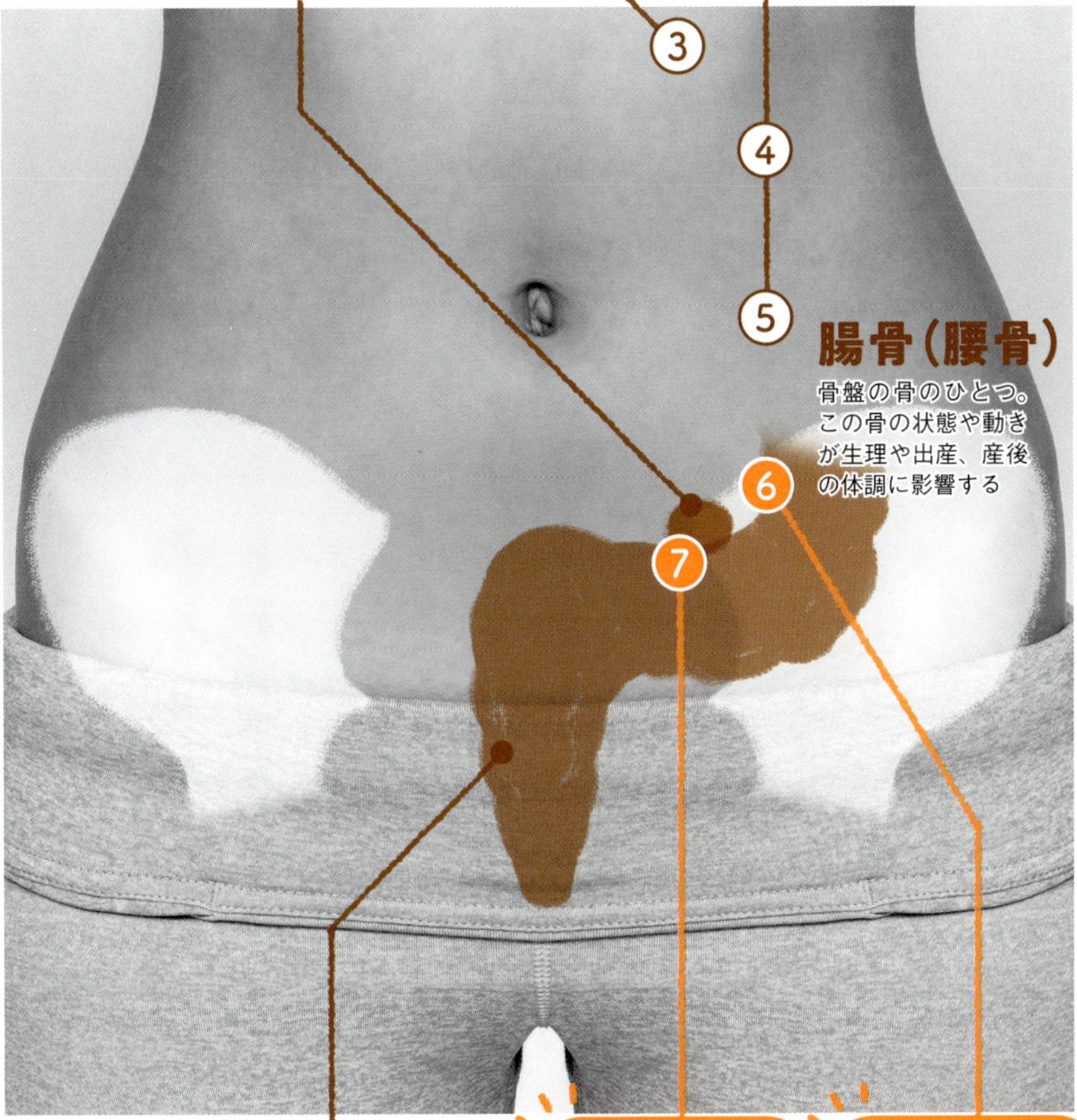

腸骨（腰骨）

骨盤の骨のひとつ。この骨の状態や動きが生理や出産、産後の体調に影響する

大腸・直腸

不要になった食べ物などを便にして排泄するための器官

7番の位置

左腹直筋の中央付近で、恥骨の左端から指４本分くらい上

6番の位置

左腹直筋の外側。腸骨の上端のラインから少し上下

Case 13

7番か9番が硬い・冷たい
生理不順

こんな状態！ 生理の周期が不規則になる生理不順。7番や反対側の9番にふれて、硬さや冷たさを確認しましょう。7番なら左、9番なら右の卵巣の働きが低下しているサインです。原因はホルモンバランスの乱れ、ストレス、過度のスポーツ、腕の使いすぎによる腰の下がりなどが考えられます。

これで解決！

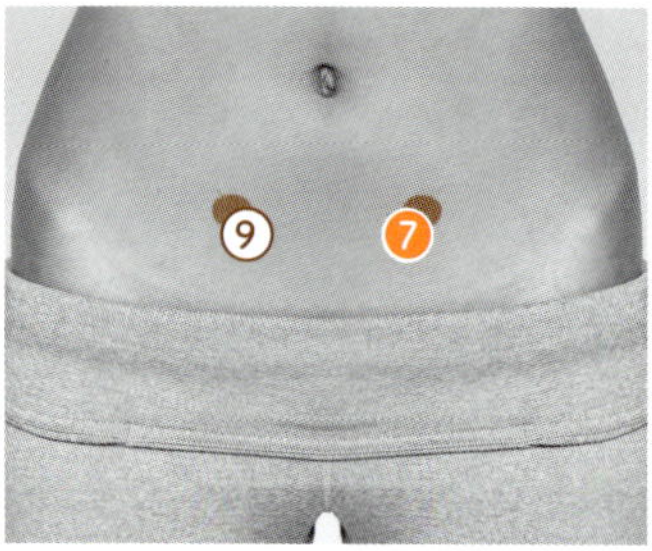

7番や9番に負担のかかった状態が続くと、影響は周囲へと波及します。股関節の動きが悪くなってO脚になったり、骨盤が下がって卵巣の働きがにぶる悪循環も。**腰を伸ばす体操**（→102ページ）と**内転筋を使った骨盤挙上体操**（→110ページ）をおこない、卵巣の働きを取り戻しましょう。

Case 14

7番がこわばり、左内ももが張る
尿が出ない

こんな状態！ 尿が膀胱にたまっているのに、うまく排尿できないことがあります。出したいのに出せないのは、非常に苦しいもの。原因は尿路結石や前立腺肥大、尿道狭窄《きょうさく》、術後の影響などさまざまです。いずれの場合も、7番がこわばり、排尿の急所である左内ももが張っているのが特徴です。

これで解決！

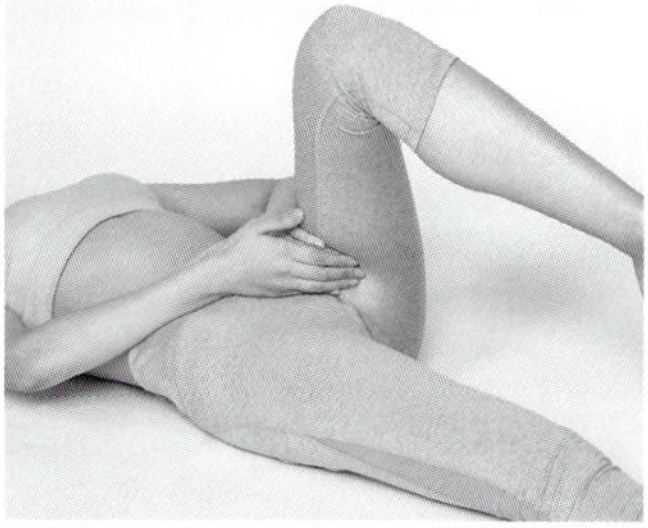

「**内転筋はじき**」を試してみましょう。やり方は簡単。①左内ももの肉をしっかりおさえ、②そのまま左脚を軽く上げて、③脚を内側に倒しながら勢いよく下ろす。つまんだ手がバチンと離れると、左内ももの尿の急所が刺激されます。7番と左の側腹に**蒸しタオル**をあてるのも効果的。

Case 15

6番7番に硬さを感じる
便秘

こんな状態！

便秘の原因はストレスや便意をガマンすることのほか、食べすぎで腸の蠕動《ぜんどう》運動がにぶるケースもあります。このとき6番7番には張りや硬さがあらわれ、ひどいと硬い棒（便）にふれる感触さえあります。体が必要とする以上に食べてしまう、飽食時代らしい不調のひとつでしょう。

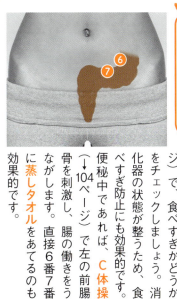

これで解決！

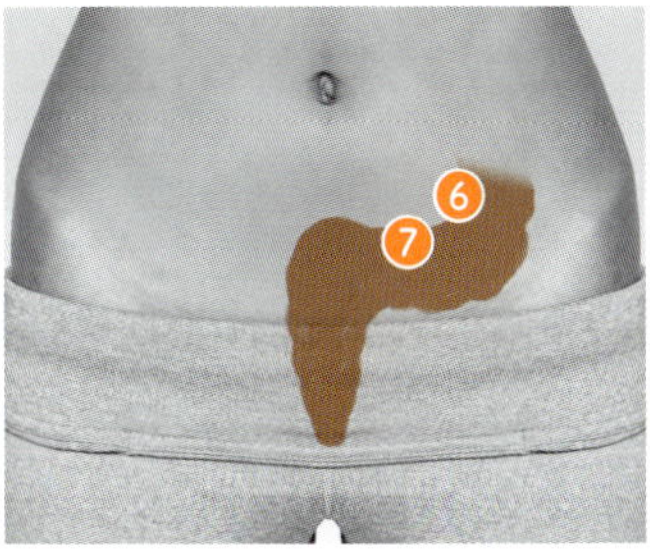

まずは**複合体操**（↓116ページ）で、食べすぎかどうかをチェックしましょう。消化器の状態が整うため、食べすぎ防止にも効果的です。便秘中であれば、**C体操**（↓104ページ）で左の前腸骨を刺激し、腸の働きをうながします。直接6番7番に**蒸しタオル**をあてるのも効果的です。

［困ったときの「大便切り」］

大腸〜直腸に直接働きかける方法です。

1 6番7番に指を大きくあて、硬い棒状の便を探す

2 指の腹でゆっくり5〜6回、内から外、上から下へ弾くように刺激する

3 11番12番のあたりに指を置き、6番7番の方向に寄せる。すると腸の蠕動運動がうながされ、スムーズな排便が起こる

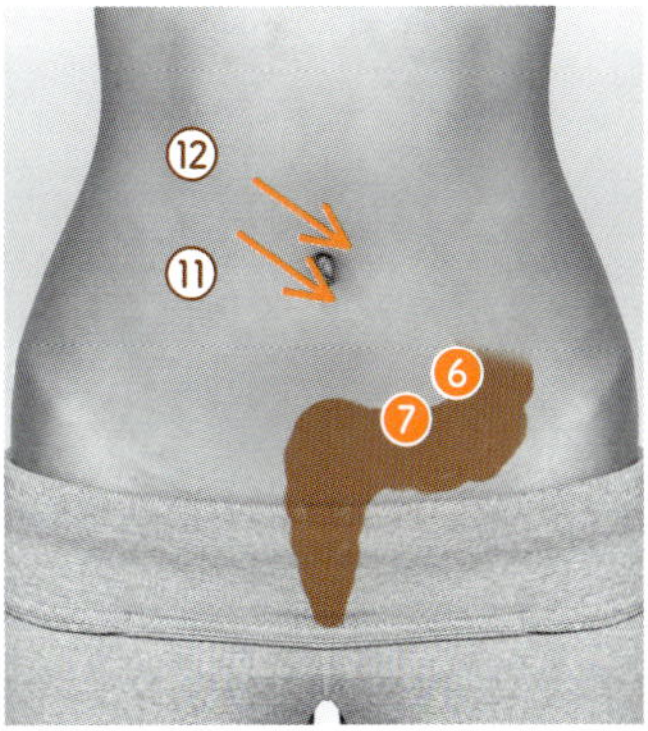

8番

生殖器や泌尿器系の詰まりを解消する

8番は恥骨の上端から指4本分ほど上。正中線上に位置し、下丹田の近くにあります。正中線上には2番もあり、両方とも排泄をうながすポイントです。2番が嘔吐で上腹部の負担を解消させるのに対し、子宮や膀胱、直腸などに近い8番は、下腹部の負担を解消する役目を担います。

たとえば便秘や下痢のときに痛くなるのは8番。便が詰まりやすいのは6番7番ですが、8番に痛みを起こすことで蠕動運動をうながし、排泄へと誘導して体をリフレッシュさせる役割があります。

生理がスムーズに経過しないときにも、自然と下腹部の真ん中を押さえたくなるような、8番を中心とした痛みが起こります。この痛みが子宮を収縮させ、生理の排泄をうながします。また、子宮筋腫などを見つける際のチェックポイントになるだけでなく、妊娠中に胎児の状態を確認できる大切な場所です。

さらには、膀胱炎や尿路結石のときにも8番を刺激すると、症状を改善できます。

まさに、骨盤内のさまざまな臓器と関連が深いポイント。いずれも、なぜ8番に負担がかかったのか、原因を見つけていくことが大切です。

赤ちゃんの発育をうながす

赤ちゃんは通常、頭を下にしてお腹の中にいます。8番に大きく手をあてて、硬く感じるところが赤ちゃんの頭です。そのまま ゆっくりとした呼吸で、優しさと手のぬくもりを赤ちゃんへ伝えてみましょう。すくすくと成長がうながされます。

調律点8番から見るお腹MAP

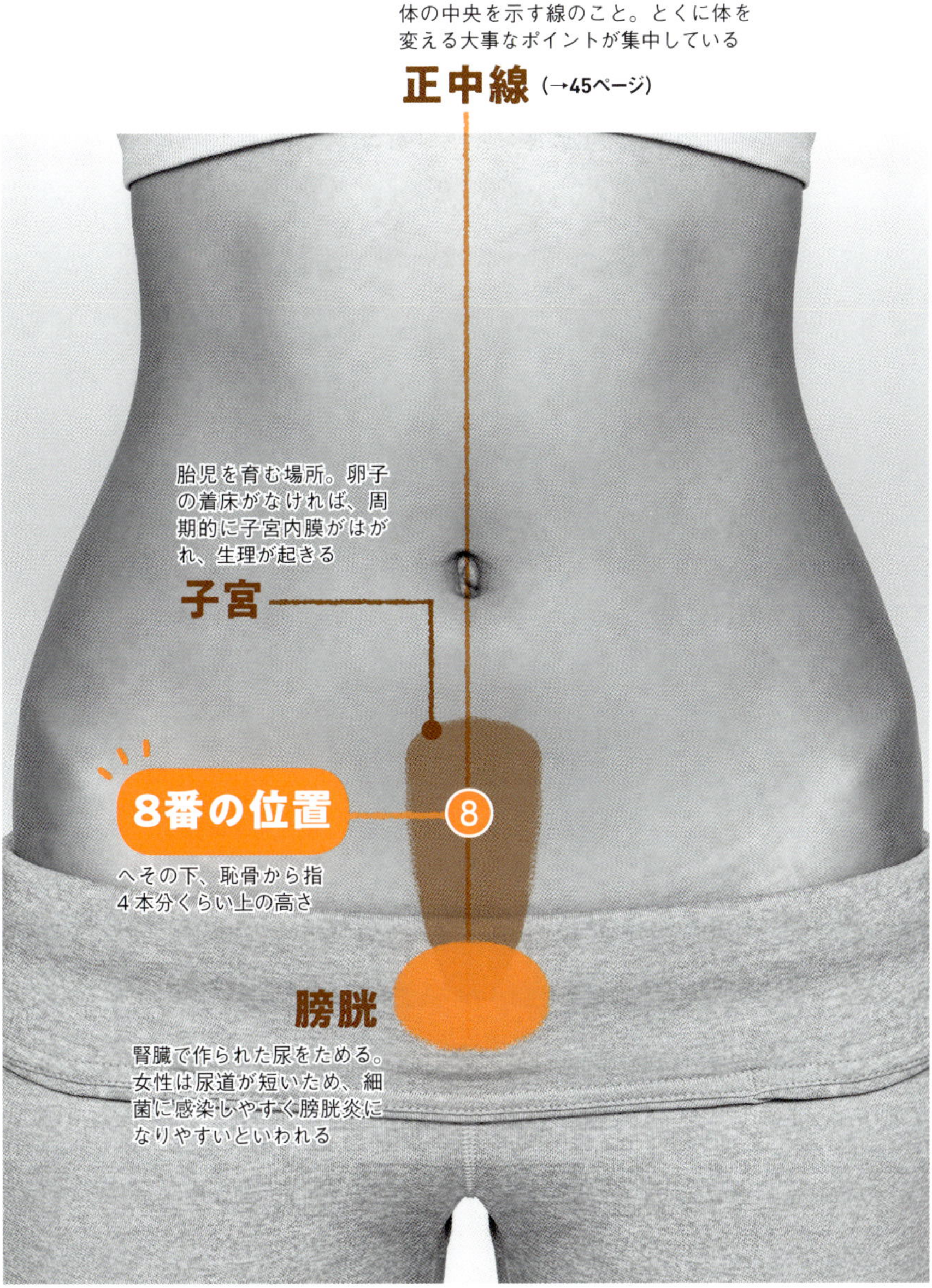
体の中央を示す線のこと。とくに体を
変える大事なポイントが集中している
正中線（→45ページ）
胎児を育む場所。卵子
の着床がなければ、周
期的に子宮内膜がはが
れ、生理が起きる
子宮
8番の位置
8
へその下、恥骨から指
４本分くらい上の高さ
膀胱
腎臓で作られた尿をためる。
女性は尿道が短いため、細
菌に感染しやすく膀胱炎に
なりやすいといわれる

Case 16

8番が痛い・冷たい（女性）

生理痛・子宮筋腫

こんな状態！　8番に痛みや冷たさを感じる女性は、ひどい生理痛や子宮筋腫をもっているかもしれません。生理や出産時、骨盤はわずかに開閉しますが、骨盤や呼吸器への負担が続くと開閉がスムーズにいかず、排泄しにくい状態になります。それで痛みになったり、中に塊が生じることがあるのです。

これで解決！

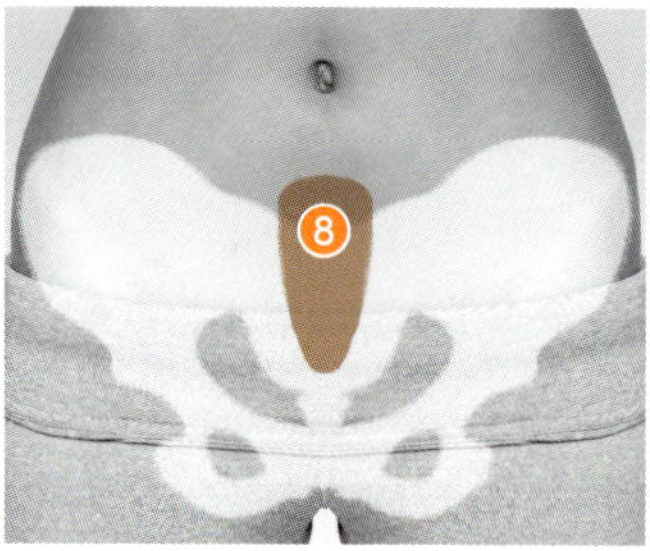

生理がとどこおらないよう、骨盤の動きを取り戻す必要があります。脚の動きを使って間接的に骨盤へと働きかけましょう。**内転筋を使った骨盤挙上体操**（→110ページ）が上手にできれば、下腹に深い呼吸が入って体が安定します。あわせて8番と腰椎4番に**蒸しタオル**をします。

Case 17

8番近くに引っかかりがある

尿路結石

こんな状態！　8番からへそに向かい、下から上へとすくうように探ったとき、浅い部分に引っかかりを感じたら、尿路に結石があるかもしれません。女性に比べて男性にできやすく、食生活がおもな原因といわれていますが、ストレスが原因で、体の流れを悪くしている人に多く生じます。

これで解決！

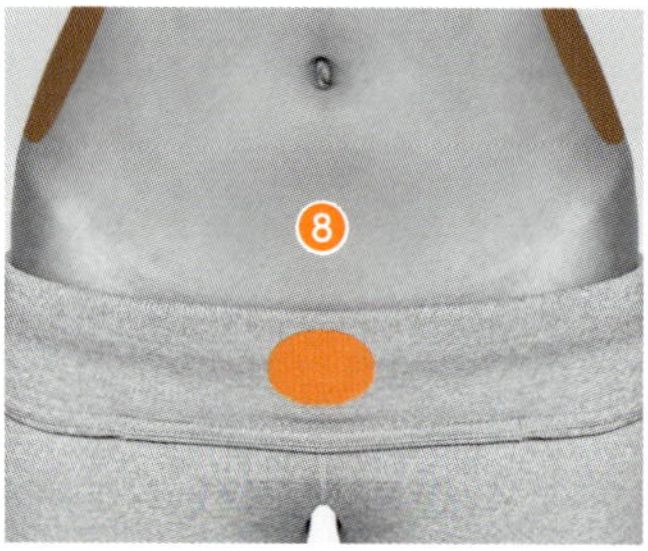

流れを改善させることが一番です。**蒸しタオル**を8番に。その後、側腹を確認して、硬い、冷たい、あるいは狭いほうの**側腹はじき**（→53ページ）をおこないます。これを続けて流れが改善されれば、自然に石が排出されます。予防には**腰湯**（→93ページ）で汗をかくことも有効です。

Case 18

力が入らない

8番を中心に弾力が皆無

こんな状態！

8番がズブズブと弛緩して力がなく、下丹田も同様の状態。そういう人は無気力だったり強い疲労感を訴えたり、集中力がない、といった特徴があります。最近は大人だけでなく、子どもにも多くなりました。腰にも力がないため、下腹の土台が弱く、頑張りたくても体と心がついてこられないのです。

これで解決！

抜けた場所に力を取り戻すには、少し時間がかかります。**深息法**（→94ページ）を続けて、体の力を中から呼び起こします。あわせて**内転筋を使った骨盤挙上体操**（→110ページ）や**腰湯**（→93ページ）で腰を整えると、8番が安定し自然と気持ちも集中してくるはずです。

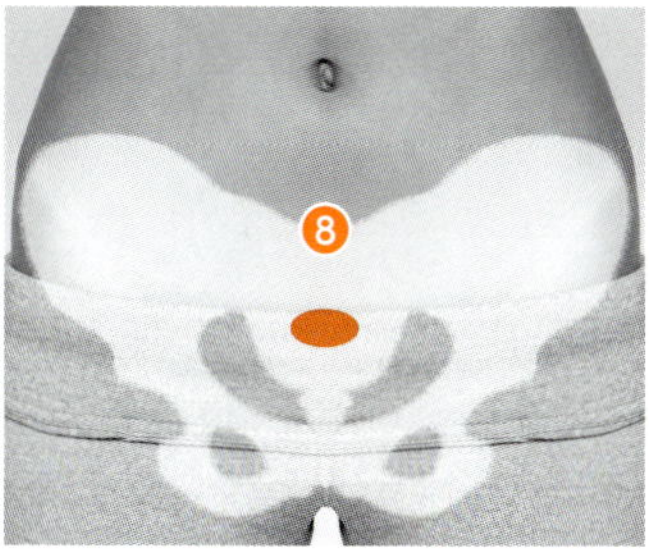

過去の大病までわかる！

お腹には、その人が以前、大病をしたかどうかがわかるラインがあります。へそから、8番、下丹田を通る正中線上の縦の線です。ここは、その人の回復力をあらわします。過去に大病でガクッと体力を落としたことがある人は、縦長の溝として、はっきりラインが残っているのです。

お腹には、現在の体調だけでなく、これまでの歩みや将来の体調まで、まさに人生そのものがあらわれるのです。

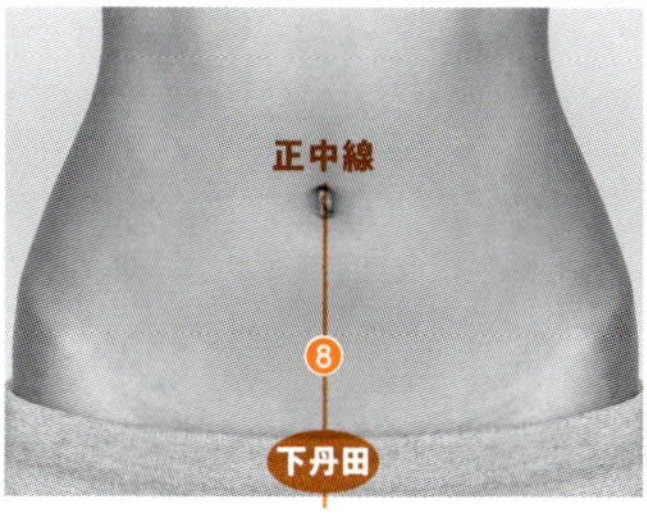

9番・10番

生殖の9番と消化器系の10番

9番の位置は、右腹直筋の一番下のまん中ほど。恥骨の右端から指4本分くらい上にあります。7番と左右対称になり右の卵巣と関係が深いため、ホルモンの分泌にも影響があります。男性の場合は前立腺の不調があらわれますが、どちらかといえば9番より7番のほうに出やすいという特徴があります。生理不順や生理痛、PMS（月経前症候群）など、婦人科系の不調は7番8番9番の3か所を総合的にみて、判断するとわかりやすいので覚えておきましょう。

10番の位置は右の腹直筋の外側で、腸骨（腰骨）の上端から指1〜2本分上下したところ。左右対称となる6番では大便などの排泄の働きを確認しますが、10番では内臓（腸）の強さ弱さを確認します。ここは小腸と大腸との境目。消化のために小腸にとどめておくものと、大腸に送るものとを選別する箇所です。10番をさわって痛みがある人は、この選別がうまくできていないと考えてよいでしょう。

また、9番と10番の間には盲腸があります。みぞおちに激しい痛みを感じたのち、9番10番に痛みが移ったときには、虫垂炎の兆候かもしれません。

暑さ寒さは右の下腹部で感じる

夏の猛暑や冬の寒さがこたえたとき、お腹が痛くなった経験はありませんか。実はおへその右斜め下には、暑さ寒さのダメージを感知する場所があります。そこが硬くなると、影響が9番10番におよび、婦人科や腸の不調を起こすことがあるのです。

調律点9番・10番から見るお腹MAP

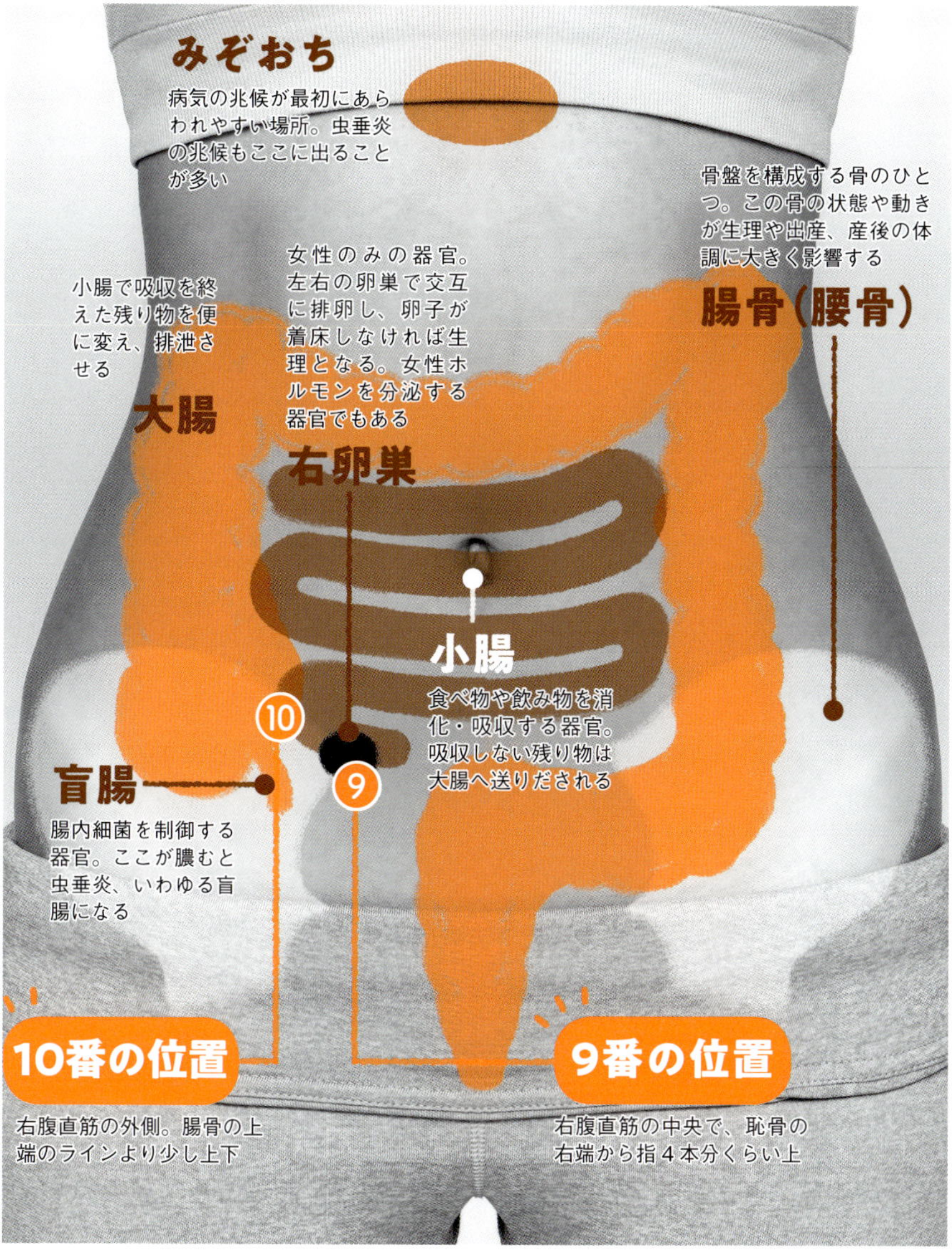

Case 19

9番10番の張り
ガスがたまる

こんな状態！ 食べすぎたり、疲れて腰が落ちたりすると腸の働きが低下し、お腹が張って苦しくなることがあります。便秘であれば、6番7番が硬直しますが、反対側に位置する9番10番が硬い場合は、ガスがたまっていると考えられます。どちらも蠕動運動をうながすことが課題です。

これで解決！

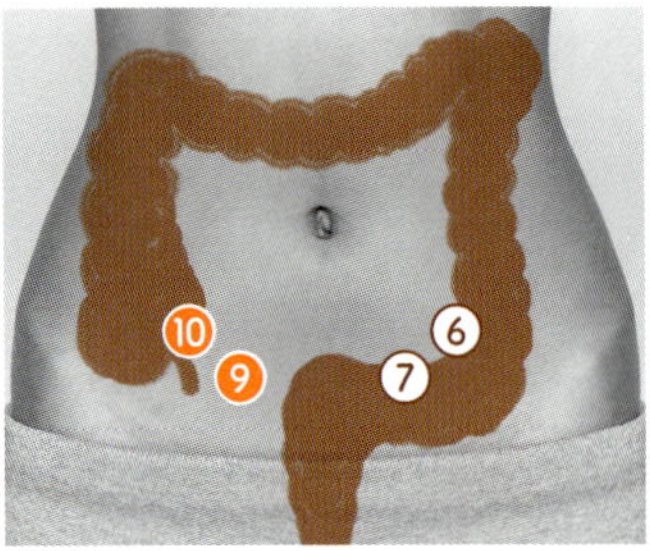

腹部寄せ（→44ページ）で9番10番を内に寄せてみましょう。ゴロゴロとお腹が動きだしたら成功です。**蒸しタオル**をあてるのも効果的。それでも改善しないときは、**内転筋はじき**（→56ページ）を右内ももで試してください。内ももがゆるむと、9番10番も連鎖してゆるんできます。

虫垂炎が疑われるケースも！

近年、腸内フローラとの関連が再発見されている盲腸（虫垂）。炎症を起こすと独特の痛みが起こります。9番10番が強く痛む前にみぞおちにも痛みを感じていた場合は、虫垂炎が疑われます。睡眠時など、横になる際、右脚をくの字に曲げる特徴的な体勢は、無意識に腸の急所である右内ももをゆるめようとしている証拠です。

お腹を押さえて手を放したとき、痛みが増すようであれば、腹膜炎に移行している可能性も。すみやかに専門家を受診してください。

Case 20

7番と9番のこわばり、硬直
冷え症

こんな状態！

7番と9番にこわばりや硬直がみられる女性には、冷え症を訴える人が大勢います。手足の先が冷え、腰やお腹に痛みを感じる人も少なくありません。普段の生活習慣から呼吸器や心臓に負担がかかり、ホルモンの働きが低下してしまったため、体の末端まで十分に熱が届いていないと考えられます。

これで解決！

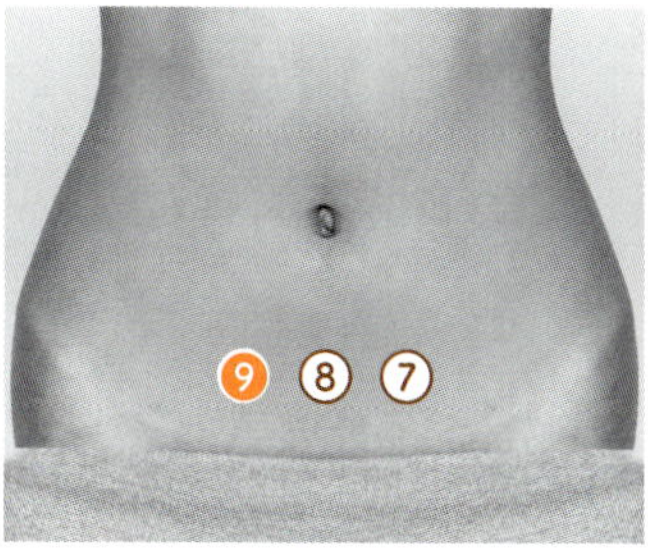

7番9番の働きを高め、ホルモンの分泌を活発にしましょう。**趾骨間踏み**（下のコラム）をおこなったあと**足湯**（→92ページ）をすると、下腹部全体があたたまります。8番を中心に、左右の7番9番の硬さもゆるむのが感じられるでしょう。**深息法**（→94ページ）もおすすめです。

[趾骨《しこつ》間踏みでリフレッシュ]

足の指と指の間の溝を刺激することで血行をうながします。
足の疲労やむくみにも効果があり、どこでもおこなえます。

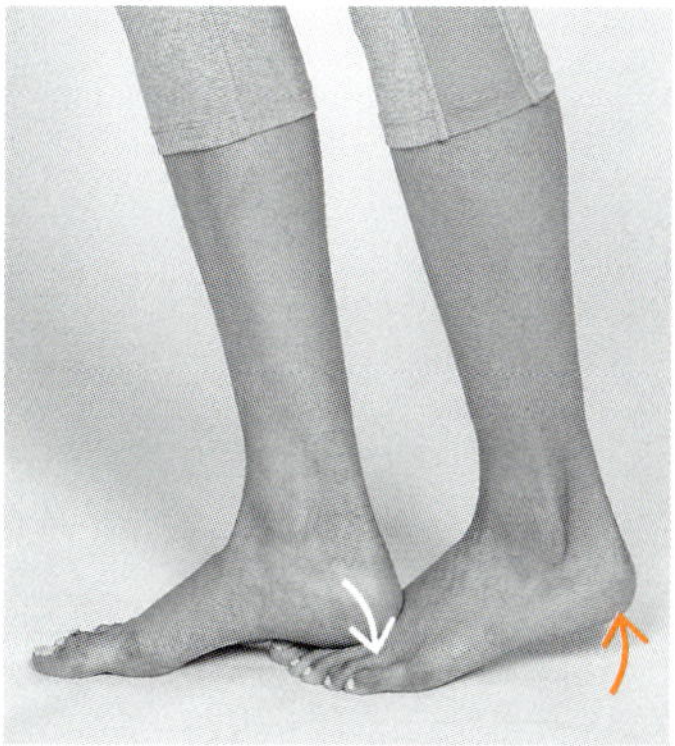

1 壁などを支えにして立つ

2 右足のかかとで左足の甲を踏む

3 そのまま左足のかかとを上げる

4 右足も同じようにおこなう。
少しずつ踏んでいる足の位置を変え、
骨の間の溝を1本ずつていねいに刺激しましょう

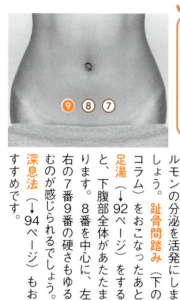

11番・12番

十二指腸と関連し、最後に硬直があらわれる

11番も12番も右の腹直筋の外側に位置します。

11番はへそのほぼ真横。12番は肋骨の一番下から指1～2本分下がったところ。外側から内側に指をすべらせながらさわると、ひっかかりがあるのでわかると思います。

11番12番と深い関連があるのは、十二指腸です。十二指腸は胃から送られてきた食べ物を、消化して小腸へと送り出す器官。ほかの消化器と同じく、心理面の影響を受けやすいのが大きな特徴です。

たとえば、慢性的なストレスで1番が硬くなり、その影響で12番、11番が硬くなってきたら、十二指腸の働きがにぶくなったサインです。

さらに進んで炎症や潰瘍など、十二指腸自体にダメージがおよぶと硬直はなくなり、力が抜けて弛緩する、という経過をたどります。

異常の移動（↓18ページ）という面で考えると、不調が体の左側から右側へ動き、時間の経過とともに11番12番へあらわれた場合は、症状が長引くケースが非常に多く見られます。逆に、体の右側から左側へと移ったときは、回復に向かっているとみてよいでしょう。

故事「病膏肓に入る」

大昔、中国の君主が大病を患い、名医が呼ばれましたが、病の精は「膏肓《こうこう》」に逃げ、君主は病死したという話。「膏」は心臓の下、「肓」は横隔膜の上のこと。調律点の異常が12番からみぞおち方向へ移動したら、十分注意しましょう。

調律点11番・12番から見るお腹MAP

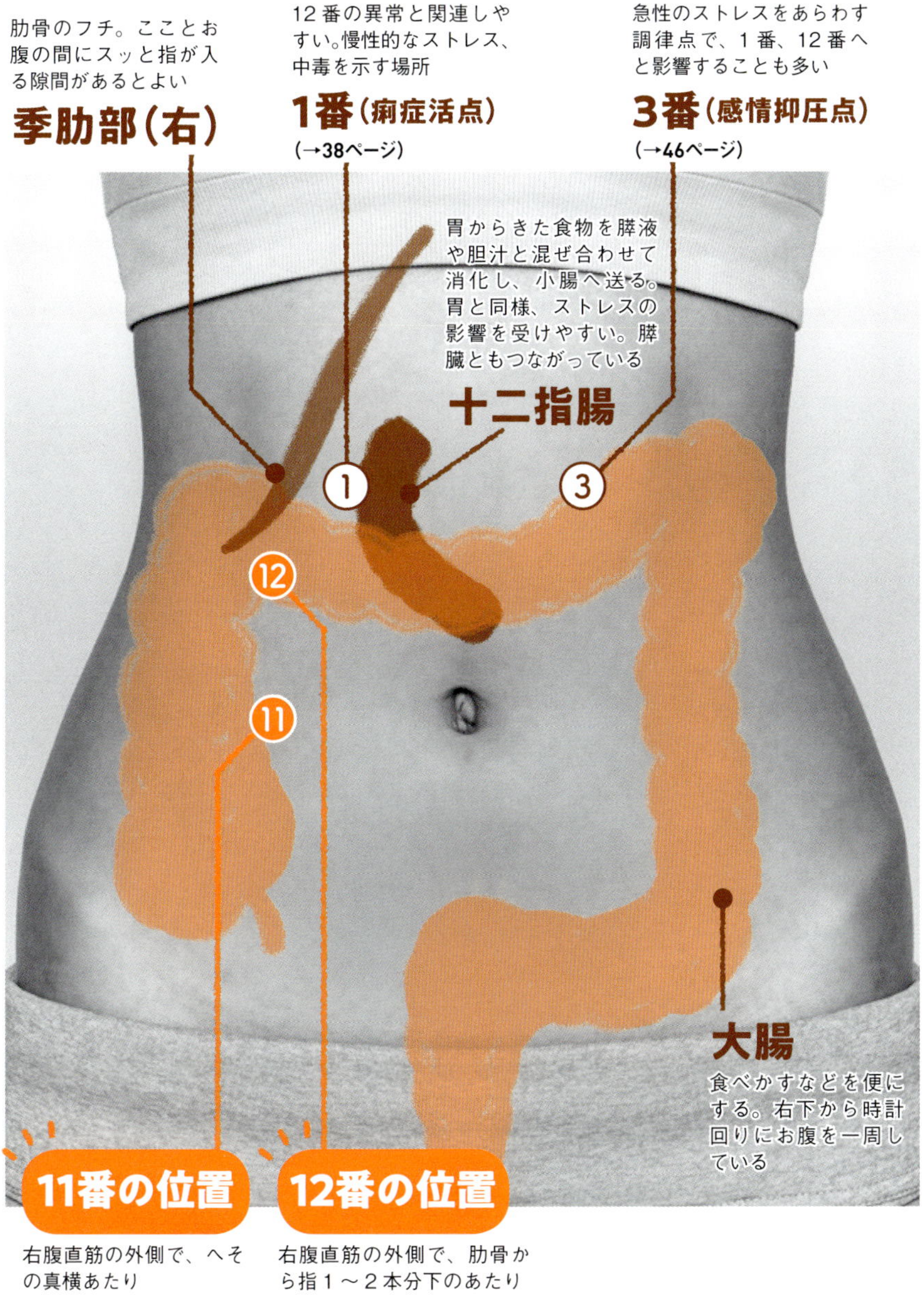
肋骨のフチ。ここと お腹の間にスッと指が入る隙間があるとよい
季肋部(右)
12番の異常と関連しやすい。慢性的なストレス、中毒を示す場所
1番(痢症活点)
(→38ページ)
急性のストレスをあらわす調律点で、1番、12番へと影響することも多い
3番(感情抑圧点)
(→46ページ)
胃からきた食物を膵液や胆汁と混ぜ合わせて消化し、小腸へ送る。胃と同様、ストレスの影響を受けやすい。膵臓ともつながっている
十二指腸
1
3
12
11
大腸
食べかすなどを便にする。右下から時計回りにお腹を一周している
11番の位置
右腹直筋の外側で、へその真横あたり
12番の位置
右腹直筋の外側で、肋骨から指1～2本分下のあたり

Case 21

12番と1番の硬直
しつこい肩こり

こんな状態！

右肩のこりが取れないという人がいます。ひどくなると体をねじり、よく足を組んでいるのも特徴です。1番から12番にかけて硬直し、右肩が下に引っ張られている状態。おもな原因は慢性的な食べすぎです。肝臓が疲労して肋骨が下がり、側腹も詰まっているはず。右季肋部のつまりと側腹の隙間を確認しましょう。

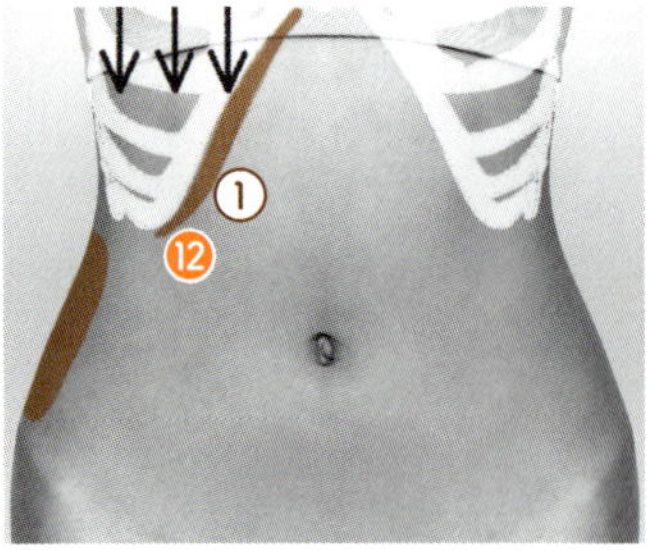

これで解決！

食べすぎや夜遅い食事からも肩こりになります。根本を正さないと再発を繰り返すばかりです。**複合体操**（→116ページ）で1番、12番の硬直を解消し、あわせて日常の食生活を見直しましょう。また、腕の「**三里をはじく**」方法も効果的です（下のコラム）。

[「三里をはじく」とは？]

「三里」は腕の外側、ひじから指4本分くらい下にあるポイントで、ちょうどひじの付け根と親指を結ぶ線上にあります。
消化器に負担がある場合、押さえると痛みを感じます。

1 三里を4本指と親指とではさむ

2 そのまま小さく左右に4～5回動かしてはじく。
前腕の疲労を解消する効果もあるので、スマホやパソコンで疲れたときにもやってみましょう

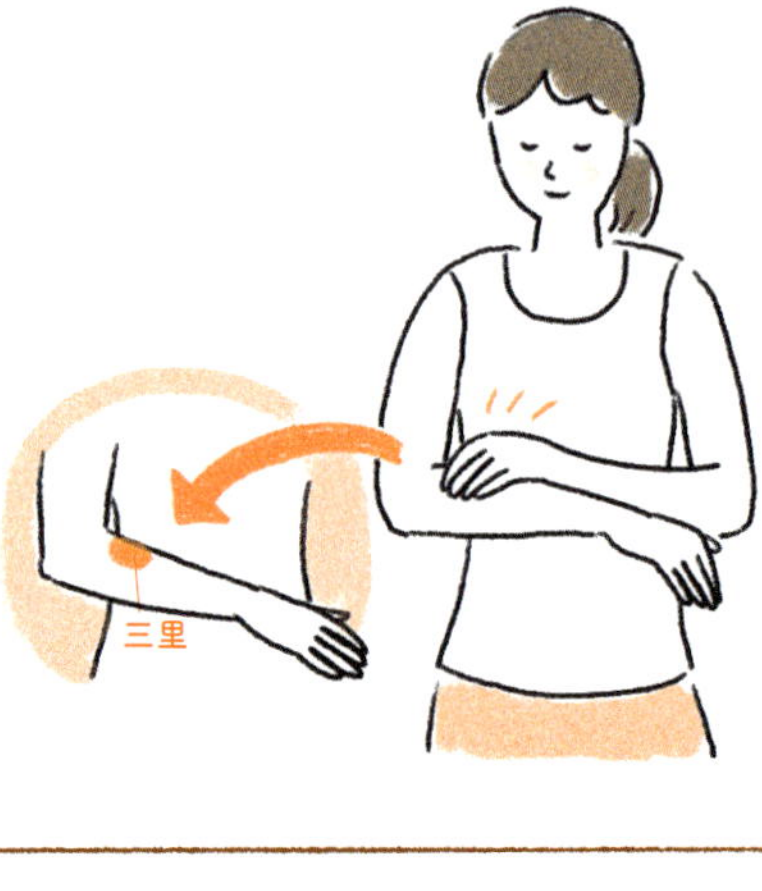

Case 22

11番の弛緩、臍十字【右】との関連

口臭

こんな状態！

自分では気づきにくい口臭。心配になったら、11番をチェックしてみましょう。口腔に問題がなくても、胃や十二指腸が弱ると食べ物が停滞して、口臭の原因になります。また、呼吸器の不調が原因の場合は、後述する臍十字【右】が硬直して11番に影響が出ているはずです。

これで解決！

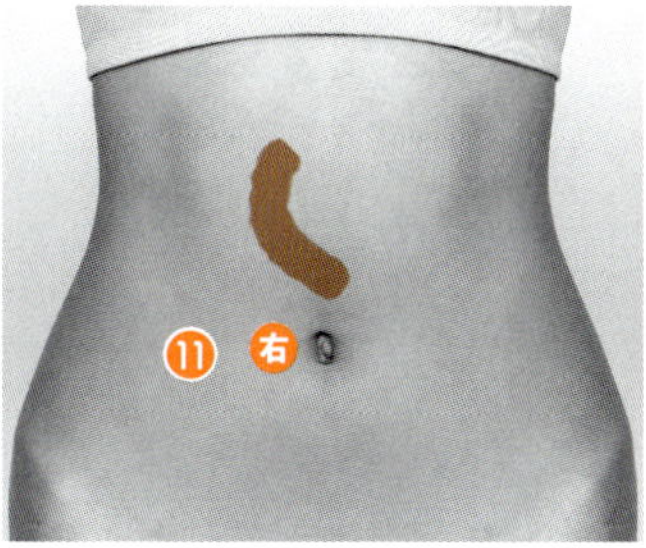

十二指腸が十分に働けるスペースを取り戻すために、**ハの字の肋骨挙上体操**（→112ページ）をおこないましょう。肋骨を持ち上げることで、呼吸器にかかっている負担も同時に解消できます。体操後に、11番へ直接**蒸しタオル**をあてると、さらに効果的です。

Case 23

11番12番の弛緩、1～3番の硬直

十二指腸潰瘍

こんな状態！

1～3番が硬く11番12番の力が抜けているなら、十二指腸潰瘍の可能性が考えられます。みぞおちの痛みで始まり、空腹時に痛むのが特徴です。おもな原因はストレスで、意外に若者に多いといわれます。自覚症状のない人もいますが、時間が経つと影響が腰から足先まで波及し、右足裏がつる人もいます。

これで解決！

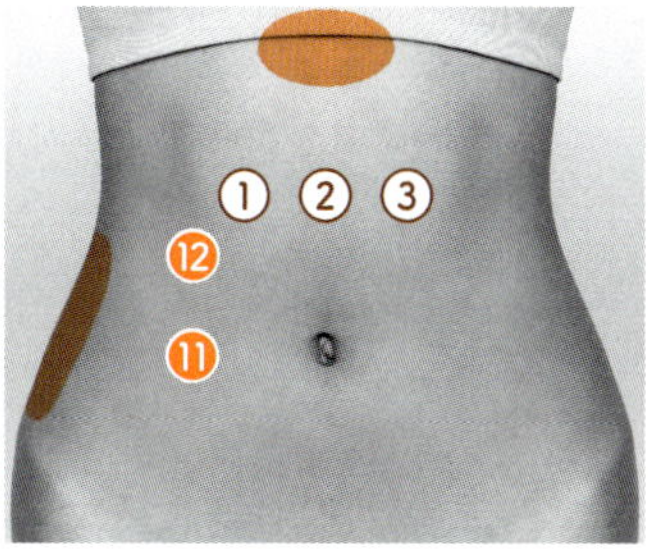

11番12番の外側にある側腹を刺激し、体の側面の支えを取り戻しましょう。**側腹の捻転体操**（→106ページ）がおすすめです。根本原因のストレス対策には、**ハの字の肋骨挙上体操**（112ページ）と**深息法**（→94ページ）をおこないます。痛みがあるときは**蒸しタオル**が効果的。

Column 3

へそが語る人となり

ほかの人と意見を合わせなかったり、天邪鬼《あまのじゃく》な行動をとったりする人を「へそ曲がり」といいます。たいてい落ち着かない性格でいつも斜に構え、本当にへそが曲がっています。

へそには、その人の性格があらわれます。穴が大きく、形が綺麗でツヤのある人は、体が若々しく心も綺麗です。逆に穴がつぶれていたりいびつな形をしている人は、心が素直でなかったり、どこかに無理をしている状態。下のイラストをご覧いただくとわかりやすいでしょう。

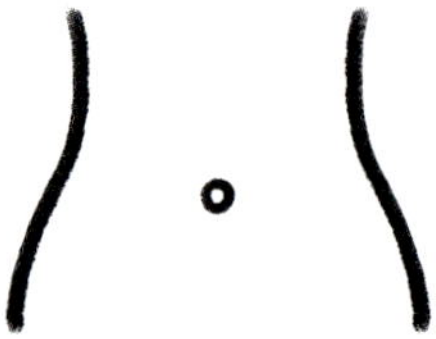

丸いへそ
へその基本形。均等に力がかかっており、丸々としている。太っ腹。

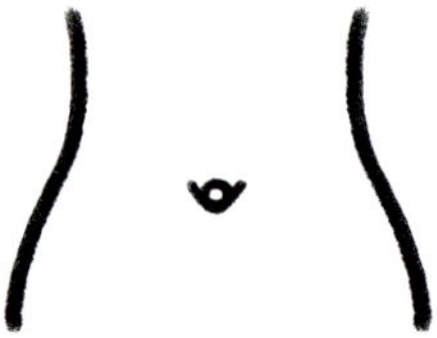

上向き（受け口）
理想形。風呂上りに水がたまる。下丹田に力があり、気力・体力が充実している。

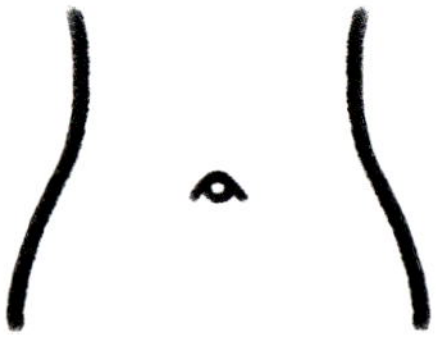

下向き（逆受け口）
下丹田に力がないため気力不足。体力も低下気味で、決断力に乏しく優柔不断。

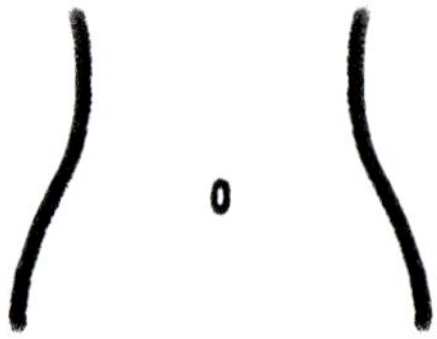

縦長
成長する過程で呼吸器を弱くしている。特に女性に多い。神経質で持久力に乏しい。

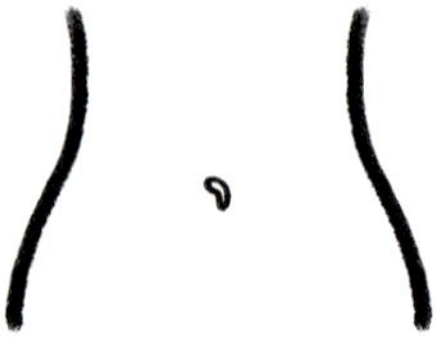

へそ曲がり
性格が気難しい人に多い。ただし、盲腸の術後のように傷口の癒着でなる場合は別。

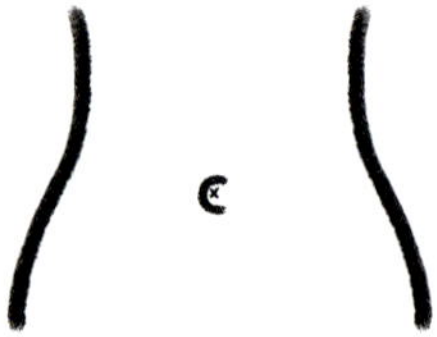

出べそ
肺の弱い赤ちゃんに多い。成長とともに心臓・肺が強くなると、自然と中におさまる。

第4章

究極の場所 臍十字

究極の場所
臍十字

01

十二調律点を超える情報が臍十字に集中！

へそを使ってバランス回復！

胎児のとき、私たちはへその緒で母親とつながり、呼吸し、栄養を得ていました。成長した今でも、へそは最重要な場所のひとつです。子どものころ、「おへそはいじらない」、「お腹が痛くなるから」と親からいわれたことがあるでしょう。生まれたあとでも大事な場所であるということを、昔の人も無意識に知っていたのです。

そんなへそのまわりには、究極のポイントが備わっています。お腹のアウトラインや十二調律点だけで不調が判断できないときに、その原因を調べられる。それが「臍《へそ》十字」といわれる場所です。

臍十字は**へその上下左右とへその穴、計5つのポイントで、5センチメートル四方にも満たない狭いエリアに収まっています。**ここにふれれば内臓のどこが不調なのか、その原因はどこにあるのか、見つけられるはずです。原因が特定できない不調の際も、へその真上に蒸しタオルをあてると改善する場合があります。へそを使えば、全身のバランスを取り戻すことができるのです。

よいへそをしている人はよいお腹をしており、十二調律点もきれいに整って、よい姿勢をしています。

各ポイントが「五臓」と呼応する

へそは私たちにとって重要な場所ですから、各ポイントに関係する臓器も重要なものばかり。具体的には心臓、肺、肝臓、腎臓、脾臓の5つ、いわゆる「五臓」です。この五臓がよく働いて、臓器どうしの連携がスムーズな状態が理想です。そのときの臍十字はポイントがはっきりしており、へそも丸くきれいな形をしています。

臍十字では異常が硬直や脈動などとしてあらわれます。**1か所だけでなく、ほかの臍十字のポイントや十二調律点とあわせて確認しながら、原因を見つけることが大切**です。違和感を覚えたら、周囲を再チェックして確かめることが原因を紐解く手がかりになります。

最近は環境の激変や多様なストレスなどにより、原因不明のトラブルも増えてきました。しかし、体には必ず手がかりがあらわれます。特に臍十字を中心としたお腹には、体全体のバランスが集約されています。お腹をさわることは、自分自身と対話することでもあります。じっくり取り組んでみてください。

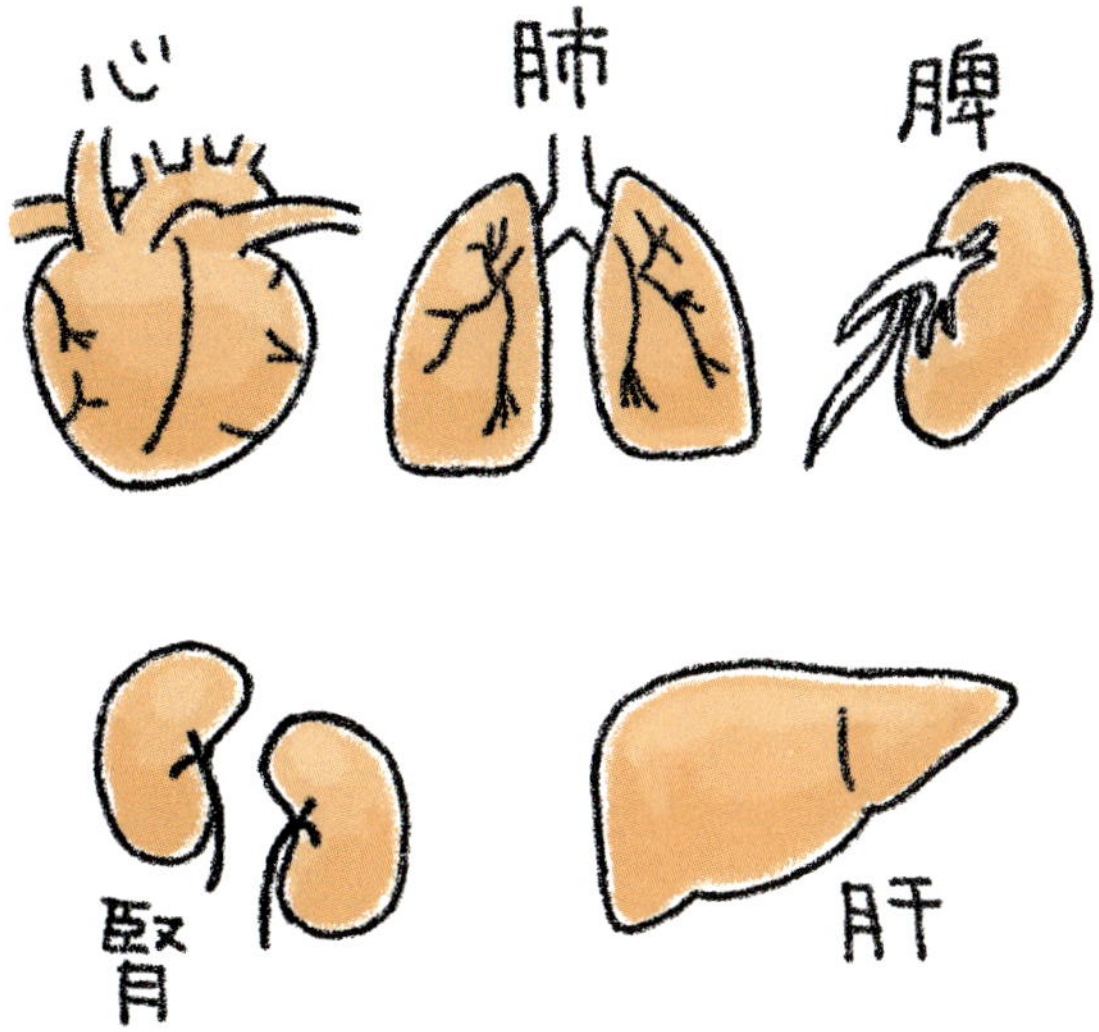

硬直や脈を感じたら要注意

臍十字のさわり方は十二調律点と同様です。人差し指、中指、薬指の3本をそろえて、指の腹を使って探していきます。場所は、上下左右ともにへそのフチから指1本か1本半程度外側です。

お腹自体はやわらかく、ふくらみのあるのがよい状態。へその周囲は、やわらかく土手のように盛り上がっているのが理想的です。その外側に指の腹がはまる凹みをみつけたら、それが臍十字のポイントです。

確認する順番は、上↓下↓左右。右と左はどちらが先でもかまいません。前述した「五臓」のいずれかに不調があると、その臓器と関連するポイントが硬くなります。

5つ目のポイントは、へそそのもの。ここをさわるときは、けっして穴の中に指を入れないこと。**優しくフタをするように3本指をかぶせます**。ここでは、へその中で強く脈を打っている感覚があると異常です。

おへそは体の中心。臍十字で異常が見つかれば、そこから線を結んだ先にある十二調律点やアウトラインにも、異常を見つけることができます。臍十字が確認できれば、不調の原因を絞りこむ大きな手がかりとなるのです。

臍十字をたしかめよう！

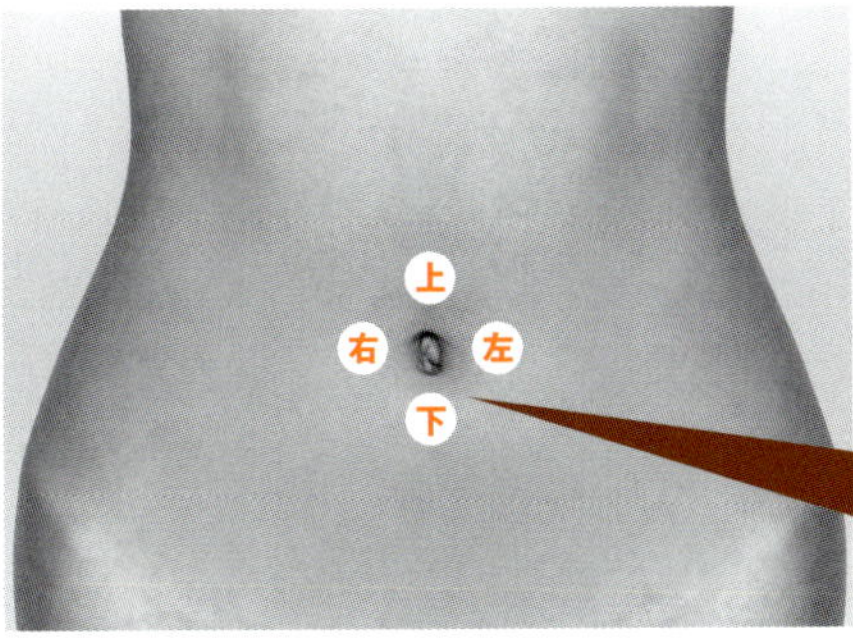

へそのフチから指１本～１本半程度外側。指の腹がおさまる小さな凹みが臍十字のポイント

臍十字は、上下左右とへその穴の5か所。ポイントの硬さや脈の強弱を感じよう

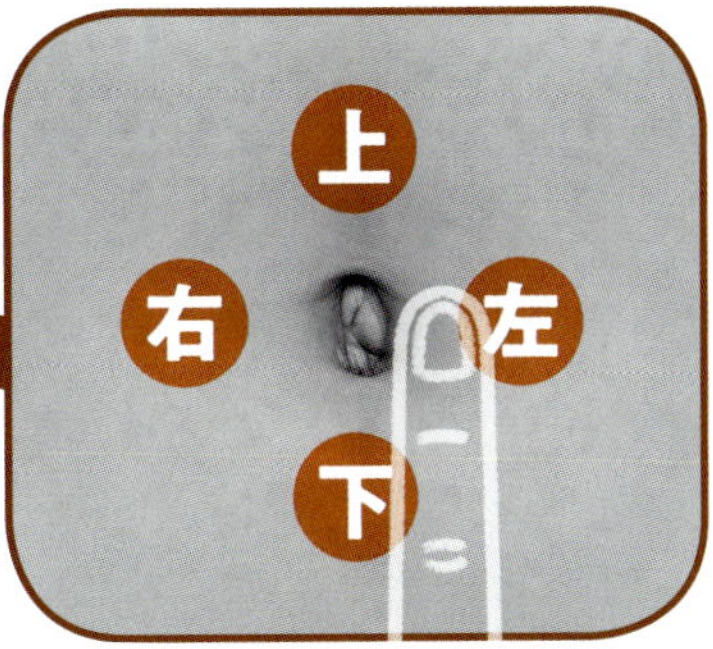

第4章

臍十字 上 下 左 右

さわり方

- 3本指の腹で、脂肪の下の筋肉にふれるようにさわる

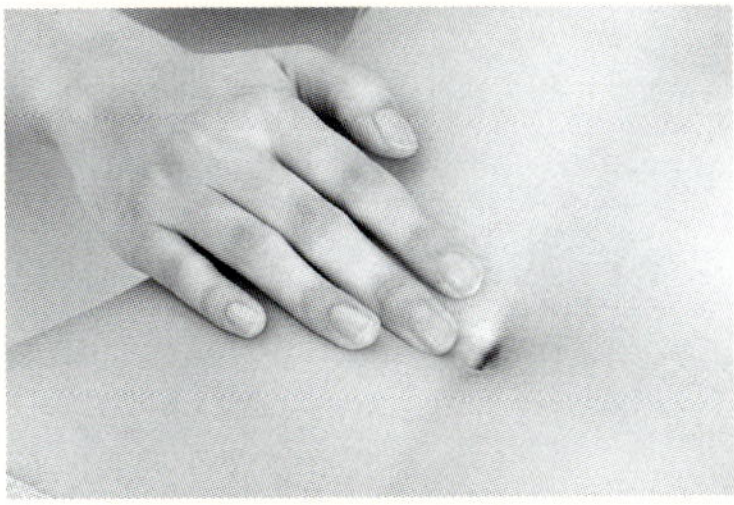

臍十字 中

さわり方

- 指を入れず、フタをするように指を乗せて、硬さや脈を感じる

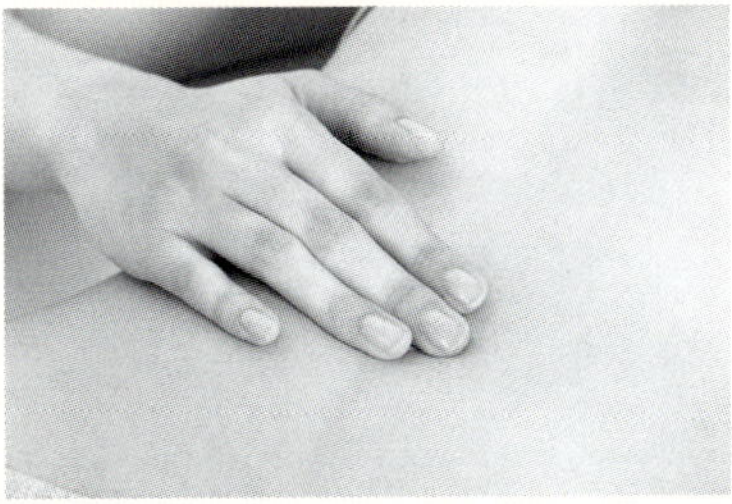

NG

指先を立てると、指先は硬く面積がせまいのでわかりにくい

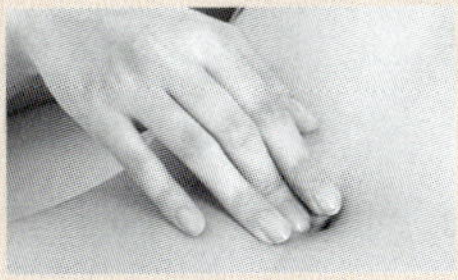

臍十字上＝心臓

循環をつかさどる心臓のポイント

臍十字【上】は心臓に関係するポイントです。ここに硬直があれば、循環をつかさどる心臓がくたびれているサインです。動悸や冷えといった症状のほか、心臓以外の場所へ二次的な症状が出る場合もあります。たとえば、心臓の負担が続くと臍十字【上】から正中線を通って8番に下りていき、睾丸や膀胱が腫れるなど、生殖器系統や泌尿器系統に影響をおよぼすこともあるのです。

【上】に緊張や硬さを感じたら、調律点1番、2番、3番、さらに正中線といった上腹部を確認してください。1番なら中毒、2番なら胃の負担、3番ならストレスが主原因と考えられます。また、心臓の収まる胸郭に負担をかけるような腕の使い方や、生活環境を見直すことも大切です。

臍十字上から見るお腹MAP

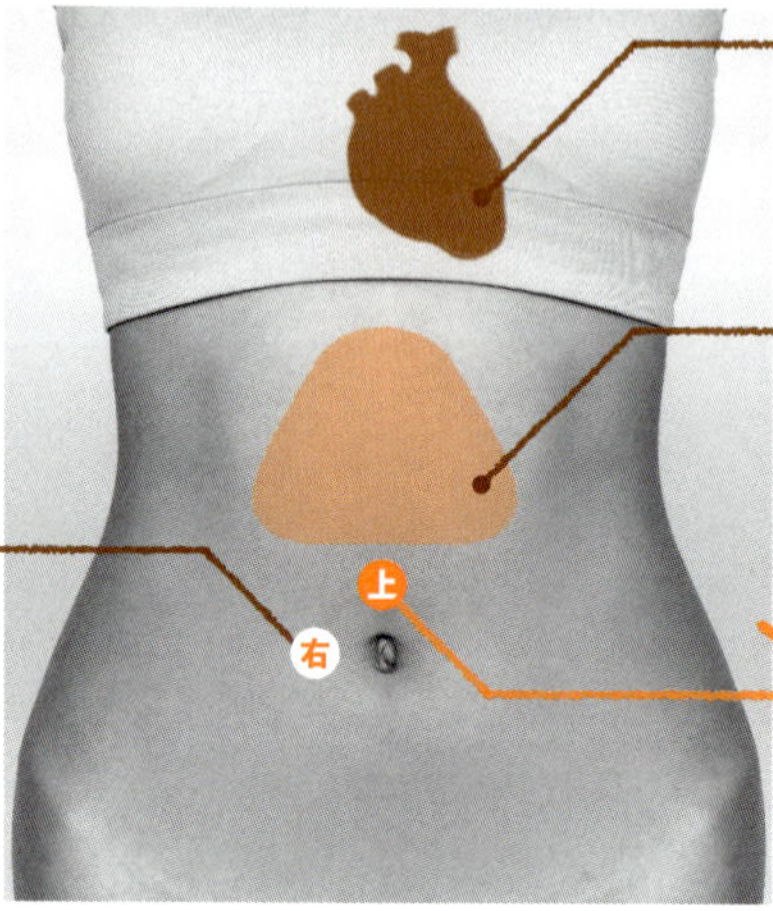

心臓
全身に血液を送り出す臓器で、正中線よりやや左にある
上腹部
ストレスなどが原因で、調律点の1番～3番を中心に、硬直や冷えが出ることがある
上
右
臍十字【右】
(→82ページ)
【上】とともに硬くなっている場合は、心肺の機能が低下し、若くても老人の体になっている
臍十字【上】の位置
へその上のフチから指1本～1本半上にある

Case 24

【上】とみぞおちを結ぶライン
心臓からくる下痢

こんな状態！ 臍十字【上】とみぞおちを結ぶ縦のラインに硬さがあり、水下痢が続くことがあります。48ページで取り上げたストレス性の下痢と違い、心臓の負担から起きる下痢です。出た後もスッキリせず、下腹が冷えて憔悴する場合は、体を整えて経過をスムーズにすることが大切です。

これで解決！

へそに**蒸しタオル**をあてましょう。何度か繰り返し、きれいに全体が赤くなったら、下痢が止まります。お腹からもお尻からも力が抜けてしまうようであれば、**腸骨体操**（→108ページ）をおこない、体の土台となる腰を整えて上半身の負担をやわらげましょう。心臓が楽に働くようになります。

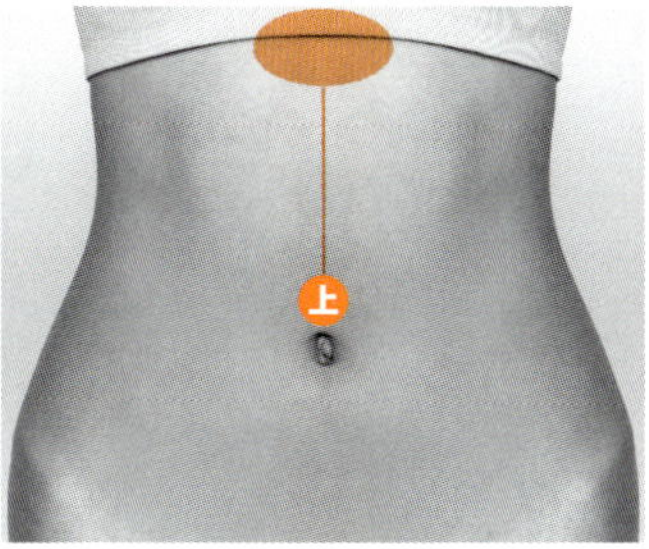

Case 25

光がまぶしい

こんな状態！ 心肺が十分発達していない子どもや、大人でも風邪の前や睡眠不足のときなど、実際以上に光をまぶしく感じることがあります。瞳孔の括約筋がうまく働かず、過敏に反応して、脳から心臓へと負担がかかってしまうのです。白内障の手術後に目を開けていられない、テレビを見ていて気分が悪くなるなども同様です。

これで解決！

【上】と正中線に硬さがあれば、目よりも心臓の負担が原因。**重ね重ねの体操**（→96ページ）で上体をゆるめ、目に**蒸しタオル**をあてましょう。「**後頭部寄せ**」もおすすめです。指を組んで両手の付け根を後頭部にあて、斜め上にゆっくり顔を向けます。後頭部が締まり、目もスッキリします。

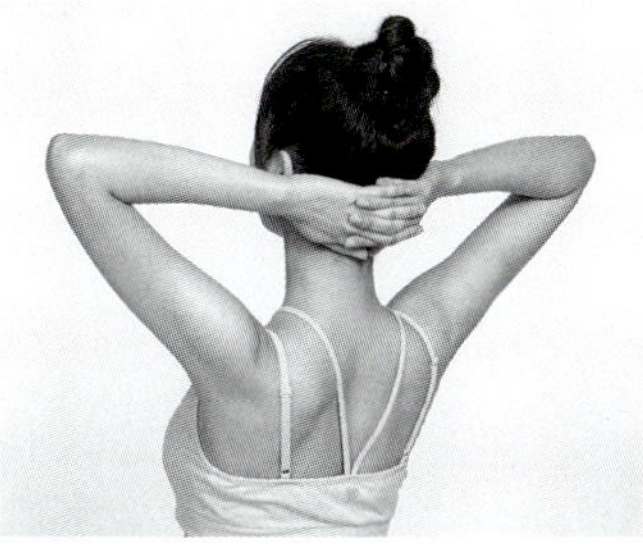

臍十字 下 ＝ 腎臓

体内の水分を調整する腎臓のポイント

臍十字【下】は腎臓に関係するポイントです。

腎臓は血中の老廃物を尿として排泄し、血中成分を一定に保つ働きをしています。体内の塩分を調節して血圧をコントロールするため、血液循環の要である心臓とも深い関係にあります。

近年、湿度の高い梅雨から夏にかけて、上手に汗をかけない人が多くなりました。そのぶん体内の水分調節を腎臓が一手に引き受けており、負担は増す一方。泌尿器系のトラブルが起きやすくなり、秋冬まで疲れを持ち越す人も多いのです。

【下】に硬さがあり、だるさやむくみが続く人は、その傾向にあるかもしれません。調律点4番5番と側腹、さらに臍十字【上】も確認し、腎臓の不調の原因を探りましょう。

臍十字 下 から見るお腹MAP

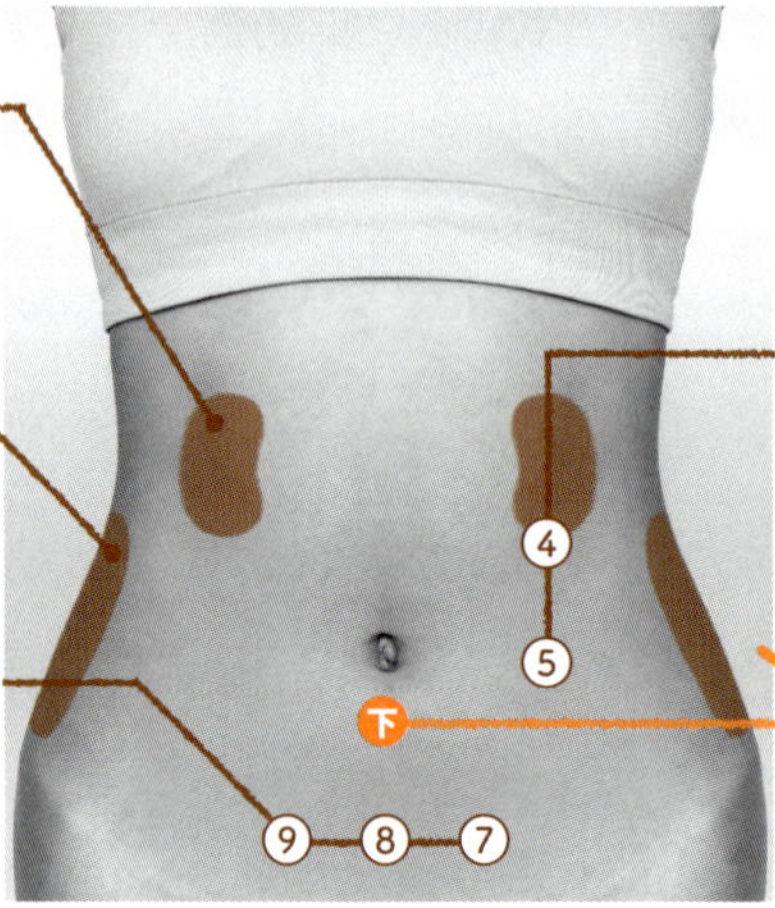

腎臓
血液中の老廃物をろ過して尿として排泄する。左右にひとつずつある

側腹
腎臓が不調になり、時間が経つと側腹が硬くなりやすい

7番・8番・9番
(→54～63ページ)
膀胱の機能が低下していると8番に異常が出る

4番・5番
(→50ページ)
左の腎臓の不調があらわれる。負担が続くと力が抜けてしまう

臍十字【下】の位置
へその下のフチから指1本～1本半分ほど下にある

Case 26

【下】から8番への硬直
膀胱炎

こんな状態！ 【下】の硬さの影響が正中線を通って8番におよぶと、排尿痛や頻尿、残尿感など、膀胱炎の症状が出る場合があります。細菌の感染が原因といわれていますが、体をみると、過労などから腎臓の負担が続き、腰が下がって体力が低下したことが大もとの原因と考えられます。

これで解決！

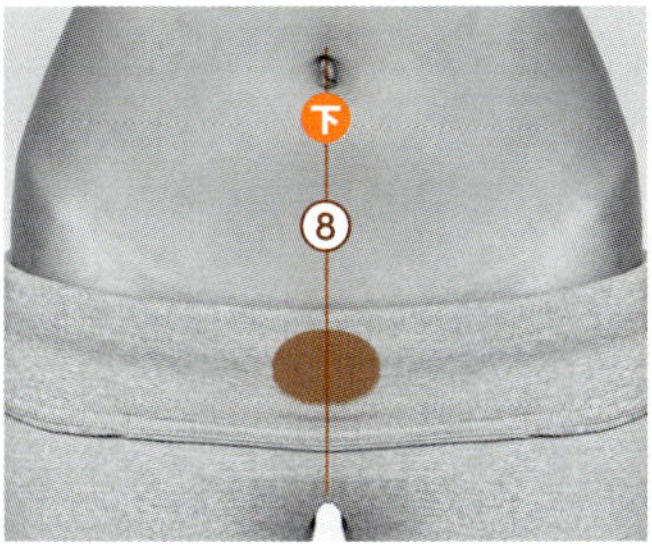

泌尿器を整えるため、**腰椎5番の体操**（→120ページ）をおこないます。その後、8番を中心に下腹部へ**蒸しタオル**をあてましょう。8番がゆるめば、【下】の硬さも解消されていきます。あわせて**深息法**（→94ページ）で、疲労をためにくい体を目指すと、再発防止へとつながります。

Case 27

【下】の硬さと側腹のこわばり
深い咳が止まらない

こんな状態！ 夏場、痰がからんだような深い咳が止まらない人がいます。高温多湿で体が蒸れ、肋骨が下がって腎臓に負担がかかっているからです。【下】の硬さだけでなく、側腹にこわばりがあるはず。それをゆるめるために咳が出るのです。高熱が上下するのも、腎臓の弱まりの特徴です。

これで解決！

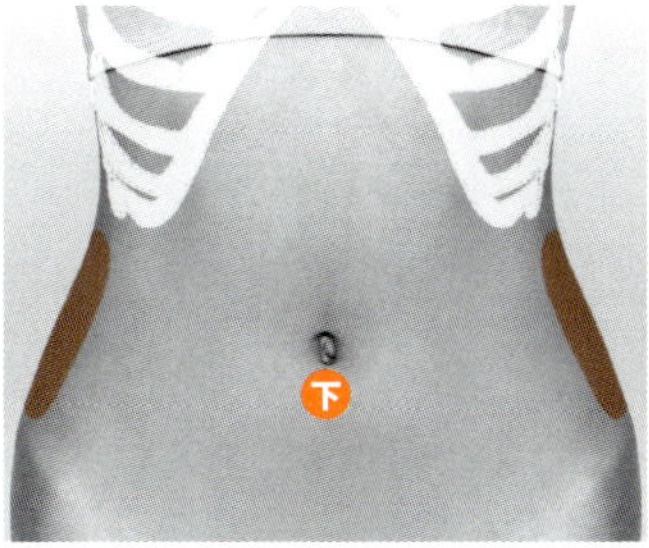

【下】が硬く、だるさ、むくみ、足裏のほてりなどがあれば、腎臓に負担がかかっています。まずは除湿器やエアコンを使って、湿気の少ない生活環境を作り、**こうもり様体操**（→100ページ）で腎臓の働きをうながしましょう。硬くなった肋骨に**蒸しタオル**をあてるのもおすすめです。

臍十字左＝肝臓

沈黙の臓器・肝臓の不調があらわれる

臍十字【左】は肝臓に関係するポイント。硬さがあれば、解毒に関連する肝臓が疲労しています。暴飲暴食だけでなく、薬やサプリメントの過剰摂取、ストレス、さらには異常気象の影響により、心身ともに慢性的な中毒（↓38ページ）状態の人が急増しているのです。肝機能が低下すると、老廃物をろ過する腎臓にも負担がかかります。また、心臓に不調があると循環がとどこおって中毒傾向になり、肝臓に負担がかかります。

このように、肝臓はいくつもの臓器と関係しあう器官です。どこから負担がかかったのか？原因を突き止めるためにも、臍十字【左】だけでなく、調律点1番、3番や左右の季肋部、臍十字【下】も必ず確認しましょう。

臍十字左から見るお腹MAP

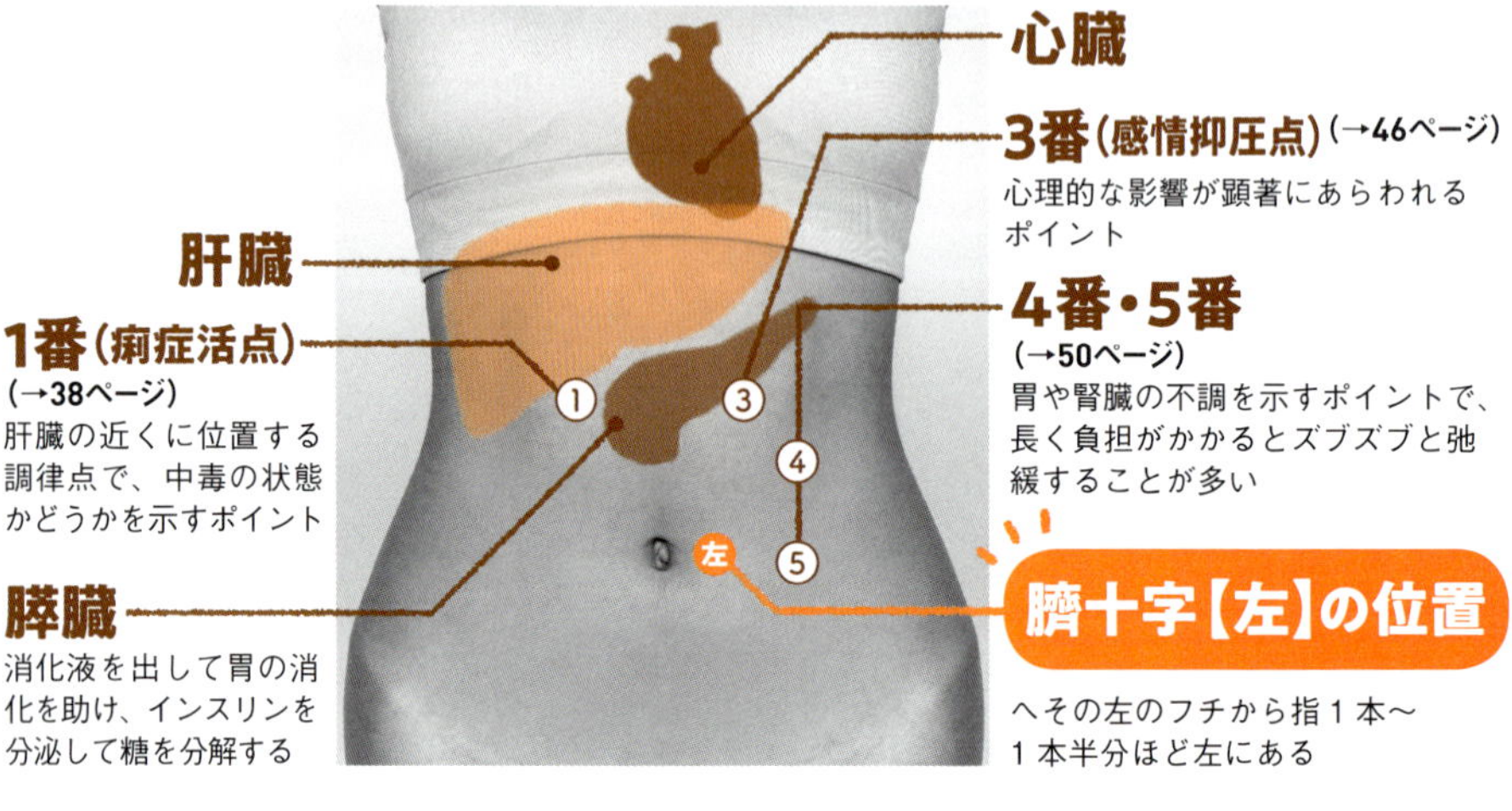

心臓
3番（感情抑圧点）（→46ページ）
心理的な影響が顕著にあらわれるポイント
肝臓
4番・5番
（→50ページ）
胃や腎臓の不調を示すポイントで、長く負担がかかるとズブズブと弛緩することが多い
1番（痢症活点）
（→38ページ）
肝臓の近くに位置する調律点で、中毒の状態かどうかを示すポイント
1
3
4
5
左
臍十字【左】の位置
へその左のフチから指1本〜1本半分ほど左にある
膵臓
消化液を出して胃の消化を助け、インスリンを分泌して糖を分解する

Case 28

【左】が【上】よりも硬い 息切れや胸苦しさ

こんな状態！

息切れや胸苦しさで「心臓が悪い」と感じたことがありませんか？　それでも検査では「異常なし」で、臍十字【上】よりも【左】が硬い場合、実は肝臓の弱りが二次的に心臓を弱らせています。右季肋部が詰まって肋骨が下がり、それを支えるために逆側の左が硬くなる。というのが心臓が苦しくなる理由です。

これで解決！

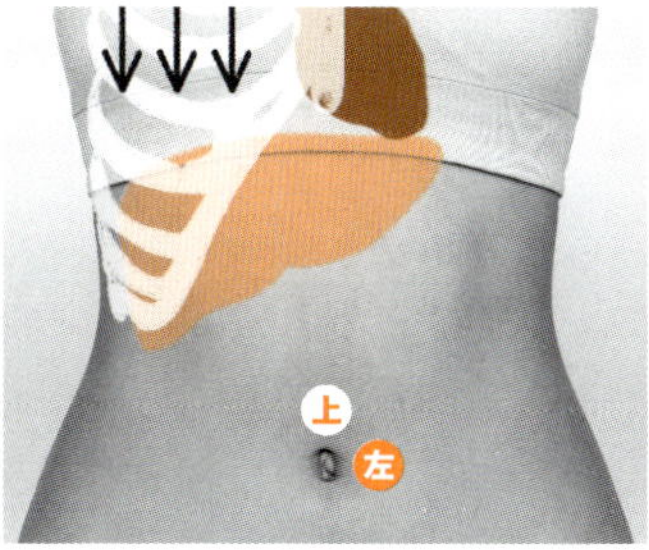

ハの字の肋骨挙上体操（↓112ページ）と胸椎９番の体操（↓98ページ）で、肋骨を持ち上げて肝臓の解毒作用を活性化させ、二次的に症状が出た心臓の負担を解消しましょう。硬くなった肋骨に蒸しタオル、あるいはひじ湯（↓93ページ）も効果的です。

Case 29

３番の硬さが【左】へ波及 膵臓の不調

こんな状態！

【左】とともに調律点１番３番が硬く、背中を反らせるような痛みがあれば、肝臓の不調が慢性的になり、膵臓にまで影響していると考えられます。左の肩甲骨より少し下をあたためても赤くならない、あるいは風呂上りに鏡で背中を見て、そこが白く残っている場合は、膵臓に無理がかかっています。

これで解決！

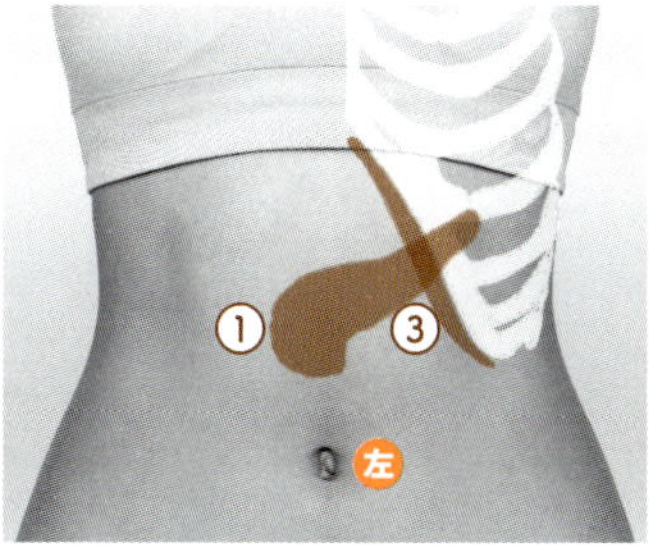

膵臓がある左の肋骨をゆるめるためにC体操（↓104ページ）をおこないます。その後、蒸しタオルをあてましょう。通常は１か所に的を絞っておこないますが、膵臓の場合はサンドイッチのように挟む感じで、左の肋骨と背中（左肩甲骨の下）の２か所に同時にあて、数回繰り返します。

臍十字㊨＝肺

不調の源になりやすい肺のポイント

臍十字【右】は肺に関係するポイント。硬さがあれば肺機能が低下しています。季肋部にも指が入りません。不調は心臓にも影響しやすく、心肺双方へ負担がかかると、肋骨が下がって背中が丸まった老人独特の姿勢になります。

最近は若者にもそのような姿勢の人が多くなりました。原因は猛暑やストレス、体の一部しか使わない生活スタイルなどです。肺への負担が続くと肋骨がこわばり、浅い呼吸しかできず、つねにイライラ。熟睡もできず、心身の回復力が弱まるため、さまざまな臓器に負担がかかります。

逆に肺を改善すると、心臓、肝臓、腎臓などの負担が軽減され、ストレスにも強くなる。まさに肺は、健康の鍵を握っている臓器といえます。

臍十字㊨から見るお腹MAP

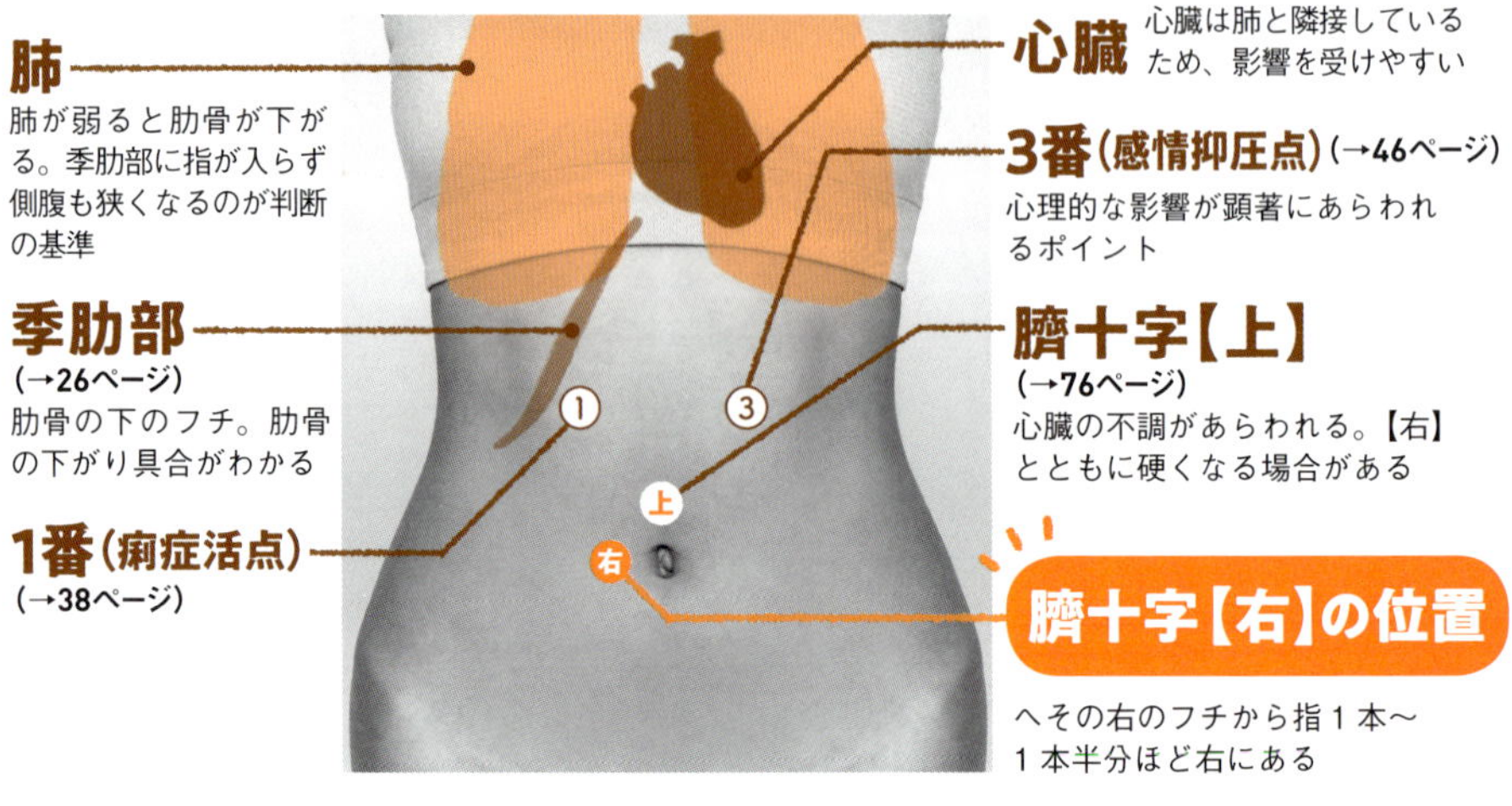

肺
肺が弱ると肋骨が下がる。季肋部に指が入らず側腹も狭くなるのが判断の基準
季肋部
(→26ページ)
肋骨の下のフチ。肋骨の下がり具合がわかる
1番(痢症活点)
(→38ページ)
心臓
心臓は肺と隣接しているため、影響を受けやすい
3番(感情抑圧点)(→46ページ)
心理的な影響が顕著にあらわれるポイント
臍十字【上】
(→76ページ)
心臓の不調があらわれる。【右】とともに硬くなる場合がある
①
③
上
右
臍十字【右】の位置
へその右のフチから指1本～1本半分ほど右にある

Case 30

【右】の硬さと肋骨の下がり
集中力のない体

こんな状態！ 姿勢が悪くて腰が下がった子どもや若者が増えています。少しも集中できず、体が右に傾いて頬杖をつくことが多いなどの特徴があります。これは根性がないのではなく、呼吸器が弱っている状態。右肋骨が下がってお腹の右半分が狭くなり、臍十字【右】も硬くなっています。

これで解決！

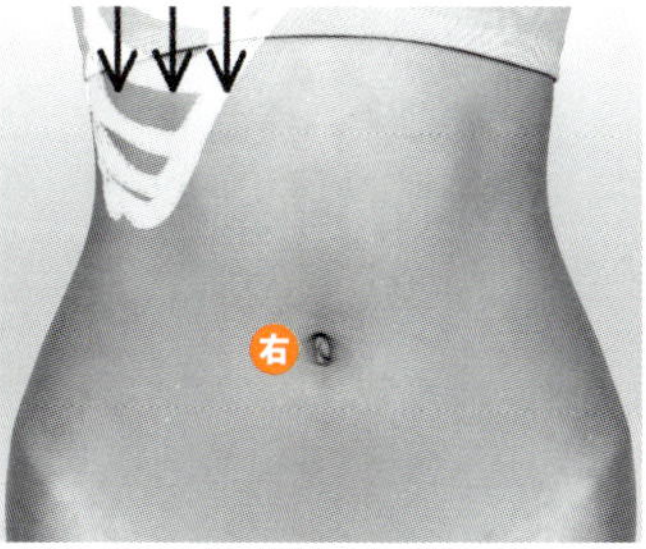

最近は生まれながらに肺の弱い子どもが多くなりました。**深息法**（↓94ページ）を習慣化してください。また、咳や熱をむやみに止めず、風邪をひいたら自力で熱を出しきる、予後を大切にする、などを心がけると、少しずつ肺に力がつき、深い呼吸とともに集中力が増してきます。

Case 31

【右】と【上】に硬直がある
睡眠障害

こんな状態！ 呼吸が浅く肋骨がこわばった状態が続くと、交感神経がつねに緊張し、眠りの質が悪くなります。なかなか寝つけない、眠りが浅く夜中に何度も起きる、朝起きても全身の疲れが抜けないといった睡眠障害です。硬直した肺をゆるめて深い眠りを導き、体の回復力を取り戻すことが大切です。

これで解決！

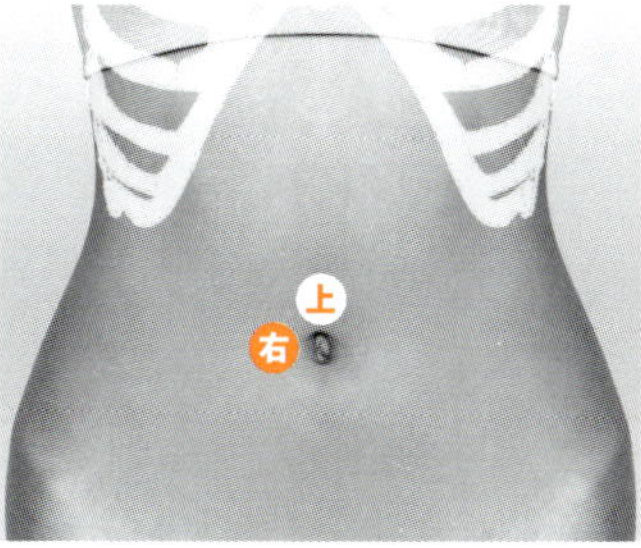

重ね重ねの体操（↓96ページ）や**C体操**（↓104ページ）で肋骨をゆるめたあと、鎖骨の下から胸にかけて**蒸しタオル**をあてましょう。頭の緊張を解くには、目に**蒸しタオル**が効果的。**深息法**（↓94ページ）を習慣にして、固くなりやすい臍十字【右】を少しずつ変えていくことが大切です。

臍十字中＝脾臓

免疫の要・脾臓の状態を知るポイント

臍十字【中】の探り方はほかの上下左右と異なり、穴の上に軽く指をあてる形です（→75ページ）。その際に脈の有無を感じてみましょう。奥で強い脈を打っているときは、免疫系の要である脾臓の不調をあらわします。古傷を抱えていたり、大病の前ぶれといったケースもあります。

免疫力が弱まる要因はさまざまですが、むやみに薬を多用して不調をすぐに止めてしまうのも引き金に。細菌やウイルスとたたかって免疫力を育てるチャンスを奪ってしまうからです。薬が必要な場合をきちんと見極めることが大切です。

ストレスやほかの臓器の不調も免疫を弱らせる一因です。臍十字の上下左右や十二調律点で日々確認していきましょう。

臍十字中から見るお腹MAP

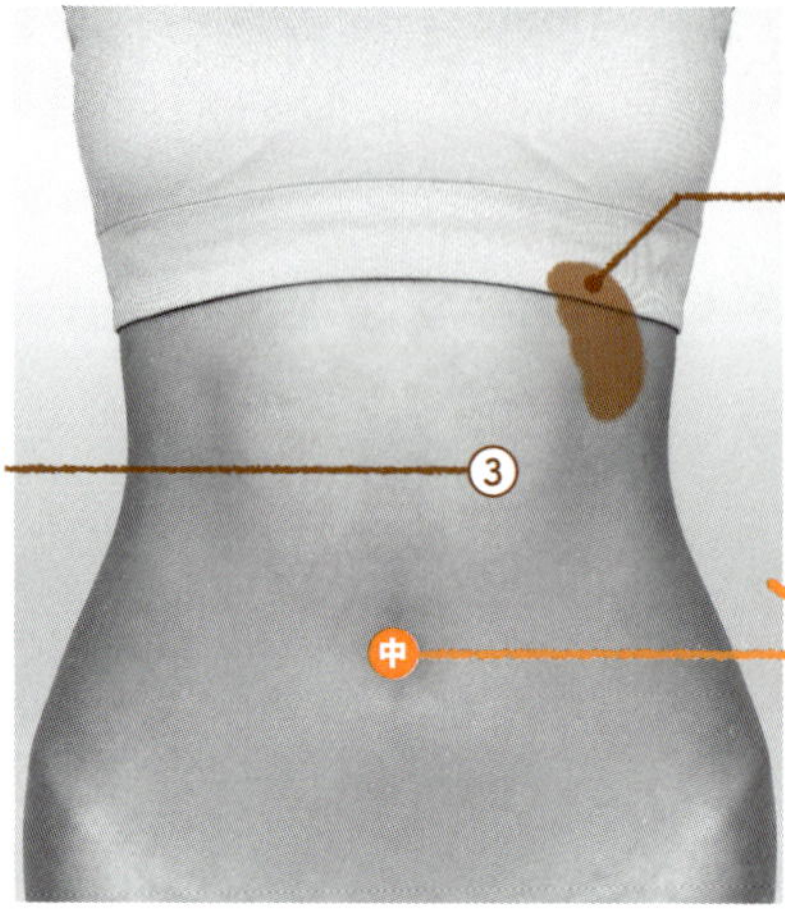

脾臓
胃袋の裏にあり、腎臓（左）や副腎と隣接している
3番（感情抑圧点）
(→46ページ)
直近のストレスをあらわすポイント
③
中
臍十字【中】の位置
へそそのもの。穴の中に指を入れないこと

Case 32

大病の前兆

へその穴が粉をふき、3番が硬い

こんな状態！

へその穴が白い粉をふいたようになり、穴の奥に強い脈を感じることがあります。くわえて調律点3番も硬いなら、呼吸器の負担やストレス、腰の下がりなどからリンパの流れがとどこおり、免疫力が極端に低下しているサイン。一時的なもので解消することもありますが、改善しないときは要注意です。

これで解決！

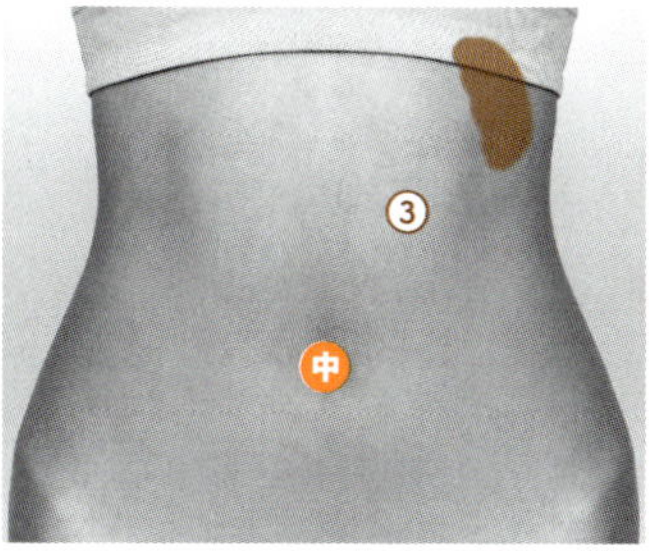

内転筋を使った骨盤挙上体操（↓110ページ）と**深息法**（↓94ページ）で、腰を整えて深い呼吸を導きます。さらに**リンパ体操**（↓122ページ）で全身の回復力を取り戻しましょう。あわせて、へその上に**蒸しタオル**をあてます。改善しないときは、専門家を受診することが大切です。

Case 33

へそから体液が出る

こんな状態！

へそから無色～薄黄色の臭い体液が出ることがあります。これは体内の不要なものがリンパ液とともに排泄されている状態。古傷など、体内に残ったままの不調があると、体はそれを解消しようとします。それがときに、へその穴からの排泄という形をとる場合があるのです。

これで解決！

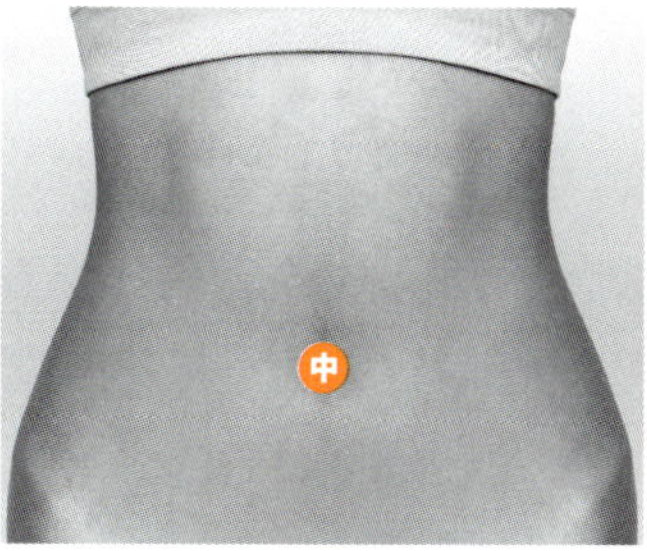

すっかり出きってしまえば、体はリフレッシュします。へそに**蒸しタオル**をあて排泄をうながしましょう。普段から汗をかかない人、熱が出にくい人は、不要物の代謝が下手な人。定期的に**腰湯**（↓93ページ）をおこなって代謝を高め、汗や熱をきちんと出せる体質になることが重要です。

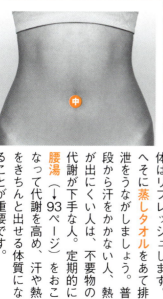

Column 4

お腹が教える熱中症

命中、的中などの「中」の字は「まん中」という意味ではなく、「あたる」という意味です。だから「目標に命中した」、「予想が的中した」というわけです。熱中症も「熱にあたった」ということで、体に熱がこもった状態、いわば熱中毒です。

症状はめまいや吐き気、脱水症状だけではありません。体温調節機能の低下、暑さ寒さがわからない、息苦しさ、汗が出ない・止まらない、けいれん、食欲不振、慢性的な倦怠感、夏風邪のような熱感……いろいろあります。そんな症状になったら、へその少し右下をゆっくり探ってみてください。熱中症の場合は、そこに硬い糸のようなラインが感じられます。

いくらエアコンを使っていても、使い方が悪ければ熱中症は進行します。とくにまだ言葉を話すことのできない赤ちゃんや、温度変化を感じにくく体温調節が難しいお年寄りは要注意です。冷房は低めに設定し、冬のふとんをかけて寝るくらいがちょうどよいのです。

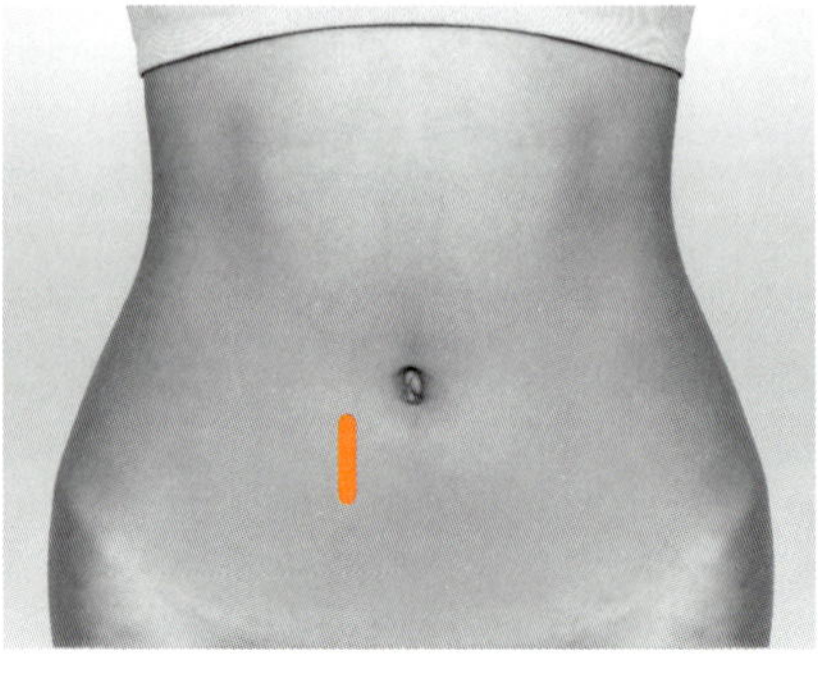

第5章

体を変えていくために

体を変えていくために

01

症状に合わせて体を整えていこう！

すぐにできる呼吸法と熱刺激

●体に何らかの不調を感じた
●不調の実感がなくても、お腹をさわってこわばりや力のなさを見つけた
●不調のまっ只中でつらい、痛い
……など、さまざまな人がいると思います。重い症状であれば病院へ駆け込むでしょうが、軽い場合は気にしながらも放置しがちです。そのまま何も手を打たず先延ばしにしているうちに、回復が遅れたり、別の場所に影響がおよんだりすることは、よくあるケースです。タイミングを逃さず、適切に対処することが大切です。

では、どうすればよいのでしょう。実は腹部十二調律点を直接調整して、全身の不調を整える方法があります。しかし、それは文章で伝えにくい、とても微妙な作業です。本書では、ひとりでもできる基本対策として、まずは熱刺激と呼吸法を紹介します。

・**熱刺激／蒸しタオル（↓90ページ）**
・**熱刺激／部分浴（↓92ページ）**
・**呼吸法／深息法（↓94ページ）**

これらをコンスタントに、あるいは必要に応じておこない、改善を試みましょう。

ピンポイント刺激で回復力を導こう！

とはいえ、熱刺激や呼吸法だけでは改善されない場合も、もちろんあります。そうした場合は、人体力学体操で体の一点にピンポイントで刺激を与え、体の構造から改善を試みます。

　ページをめくるとわかりますが、人体力学体操は一見簡単そうにみえます。しかし、そのねらいは**『手足の重さや体の動き、傾き、ひねりなどを使って、特定の一点に力を集め、刺激すること』**です。たとえば、普通に手を頭上へ上げるのと、ゆっくり手首を回転させながら上げるのとでは、肩やひじの引っかかり方、伸び方がずいぶん違うのがわかるでしょう。それは手足だけでなく、背骨でも肋骨でも骨盤でも、同様に違いがあります。

　形だけマネするのではなく、これらの点をきちんと押さえ、体につっぱる場所はないか、痛みや抵抗はないかを意識しながら動いてください。ただし、無理は禁物です。「痛気持ちいい」程度の強さで、できるところから進めてください。

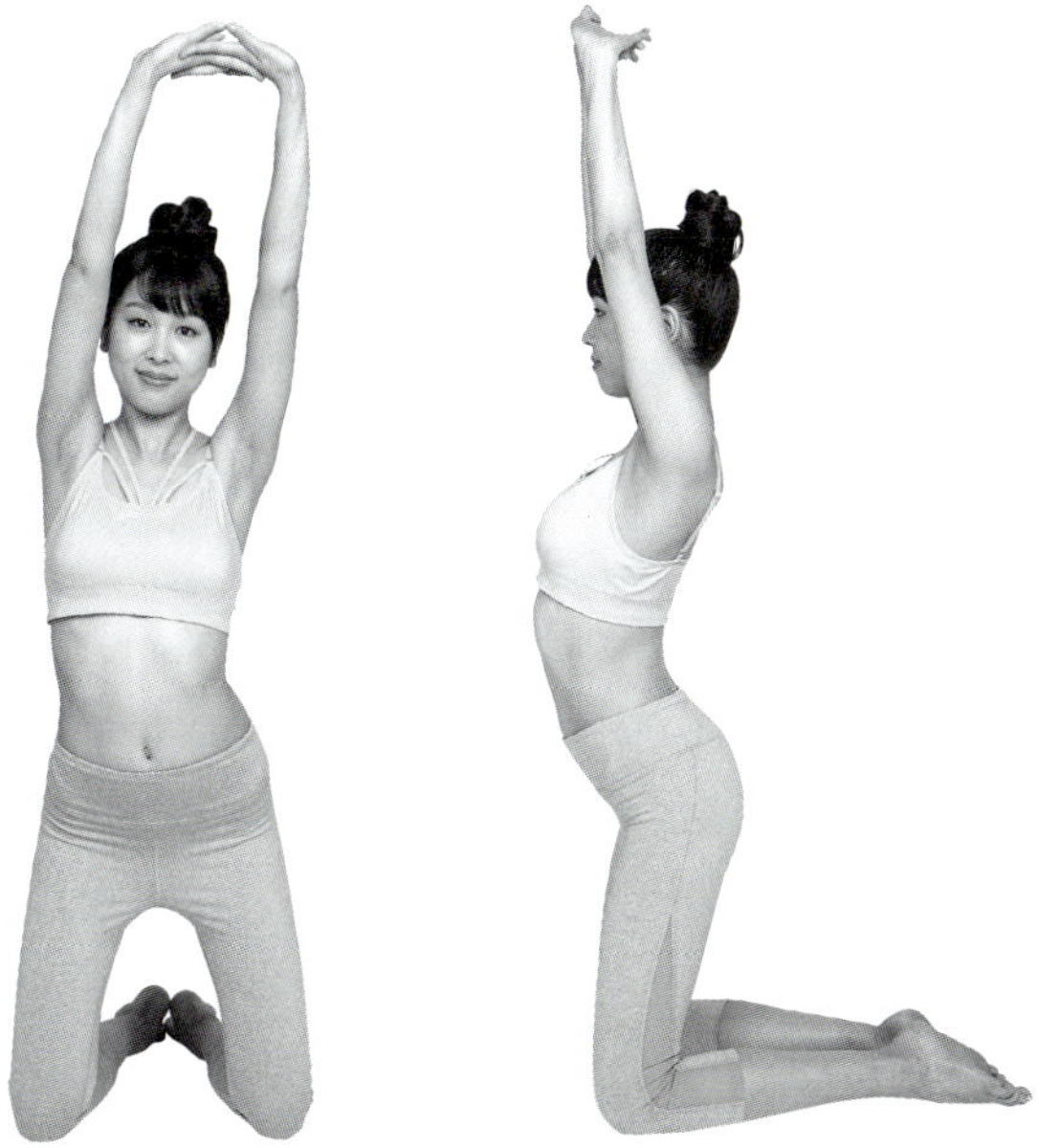

体を変えていくために

02

基本対策①熱刺激／蒸しタオル

まっ先に試してほしいのが、蒸しタオル法。痛みや不快感で動くのがつらい人でも、簡単にできる効果的な方法です。

やけどしない程度にさました蒸しタオルを、患部に直接あてる方法です。

あてた直後は熱刺激で血管が収縮しますが、温度が下がるにつれてじょじょに血管が広がって血流が増え、周囲の細胞も刺激されます。タオルがさめたら、再びあたためて患部にあてる。これを数回おこないます。

この**緊張と弛緩が繰り返される**ことで、患部の活性化がうながされ、回復力が高まります。

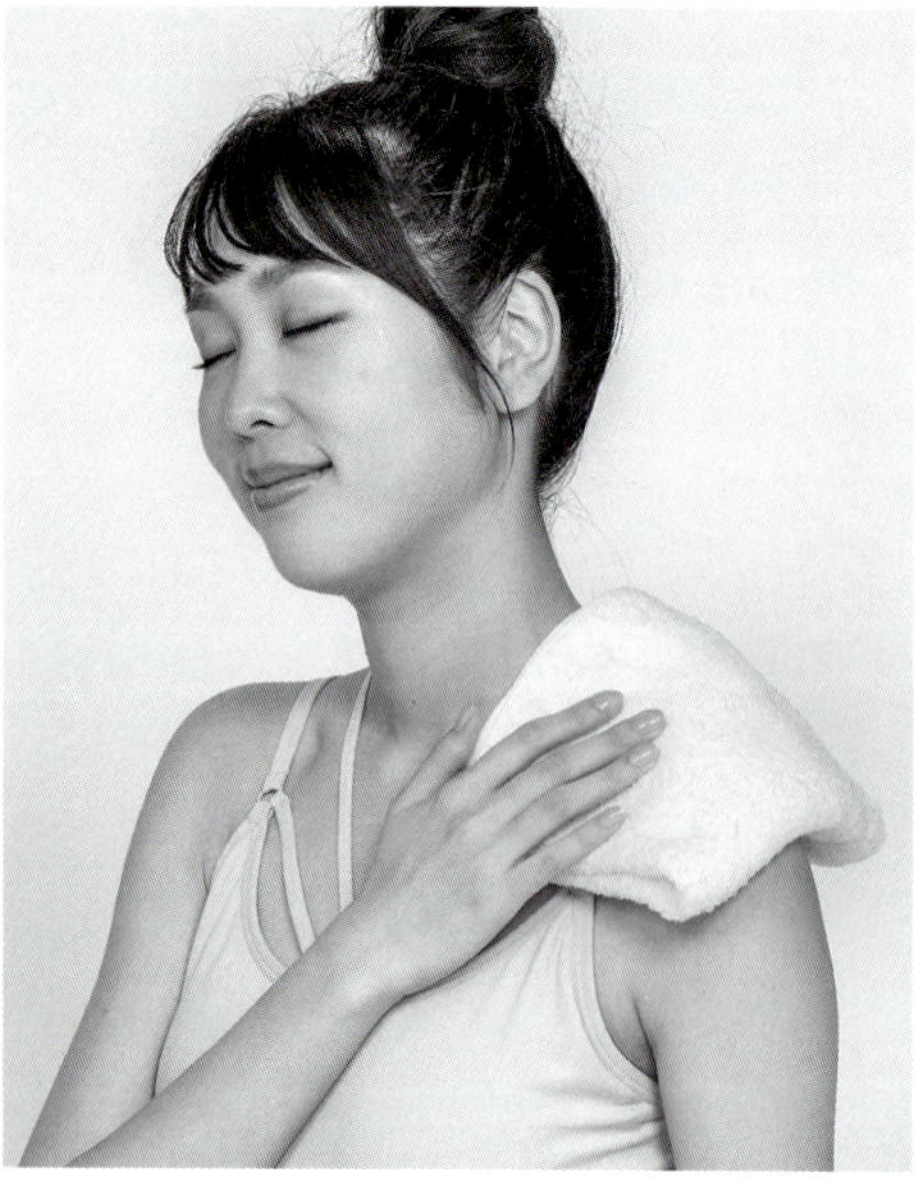

蒸しタオルの作り方

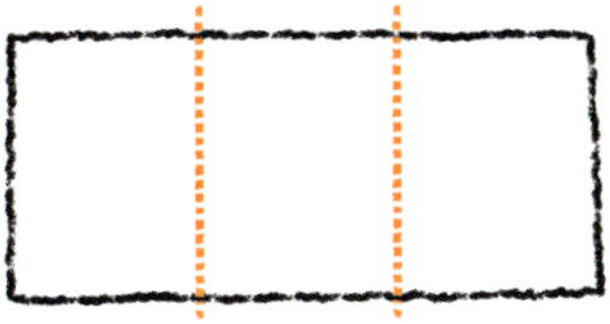

1 厚手のタオルの長いほうを三つ折りにする

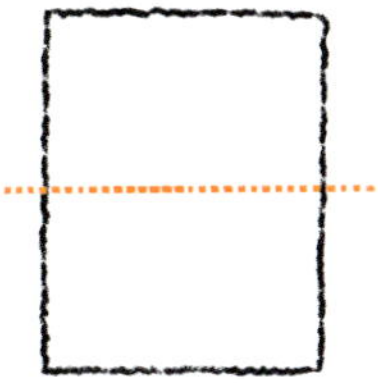

2 さらに二つ折りにして、水をたっぷりふくませる

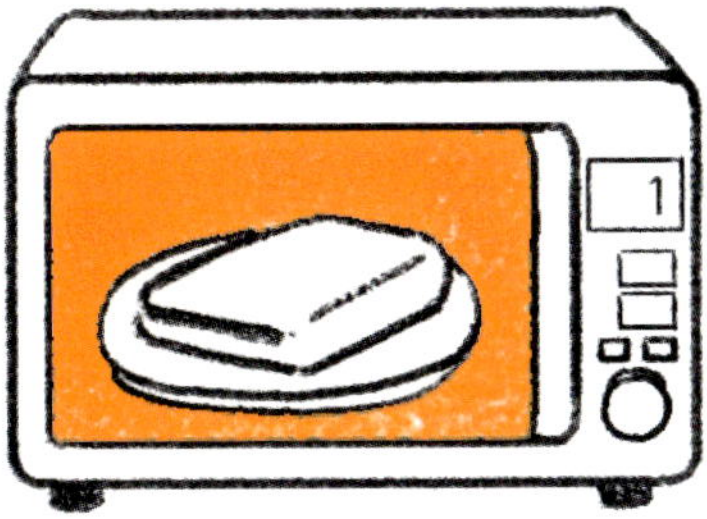

3 軽く絞って、電子レンジ(600W)で1分~1分半加熱

4 熱さに注意しながら取り出す

※レンジではなくお湯を使って加熱する場合は、ゴム手袋などをして、やけどをしないように注意すること

蒸しタオルのあて方

1 あてる範囲の大きさに折りたたむ

2 気になる部分に直接あてる。お腹は寝転がってあてるとよい

3 3~5分あて、さめてきたらタオルをあたため直す。その間、患部が冷えないよう乾いたタオルでふいておく

4 全体が赤くなるまで続ける

※3回~5回繰り返したら終了。次の蒸しタオルまで、大人は8時間、子どもは6時間程度、間隔をあけること

POINT!

こんな方法でも

蒸しタオルの上から、薄いビニールやバスタオルをかぶせてもOK。よりゆっくりと温度が変化し、刺激で患部が活性化されます

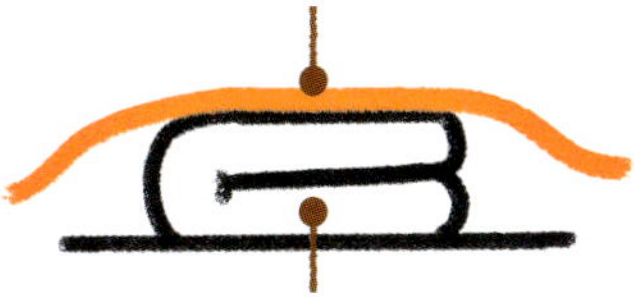

小さめにたたんだほうが、熱がよく浸透する

第5章

体を変えていくために

03

基本対策②熱刺激／部分浴

健康法のひとつとして話題に上る「半身浴」。体のしくみを突き詰めていくと、もっと効果的な「部分浴」という熱刺激法になります。

部分浴は、体の一部を短時間お湯につける簡単な熱刺激です。蒸しタオルと同じく、**血管を広げて血液の流量を増やし、患部の活性化をうながします。**体操や深息法（↓94ページ）とあわせておこなうと、飛躍的に効果が高まるので、積極的に活用してください。

普段の入浴のタイミングとは分けておこなうことが大切です。

足湯（そくとう）

広めのオケなどを利用して、両足のくるぶし中央までお湯につける方法

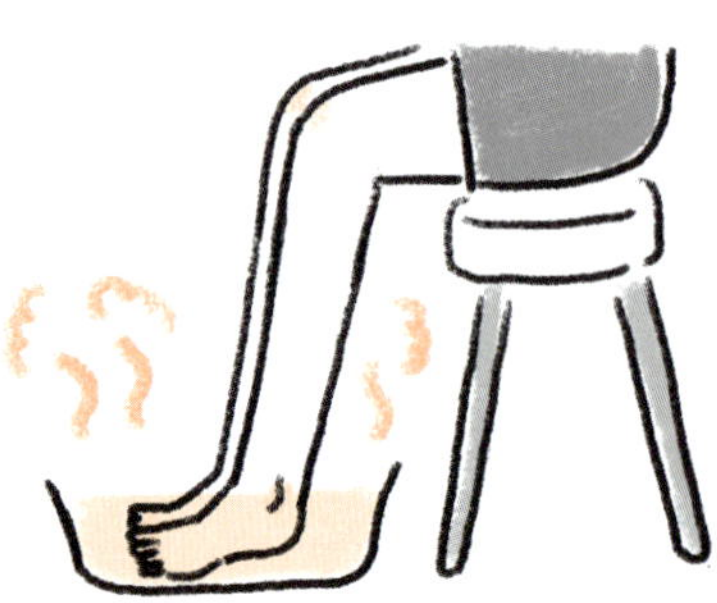

効果あり！

婦人科系（生理痛など）、腎臓系、冷え、疲労、のどの痛み、頭の緊張

脚湯（きゃくとう）

浴槽にひざの中央の深さまでお湯をため、脚をつける方法。脚が入ればバケツなどでもよい

＼効果あり！／
消化器系のトラブル

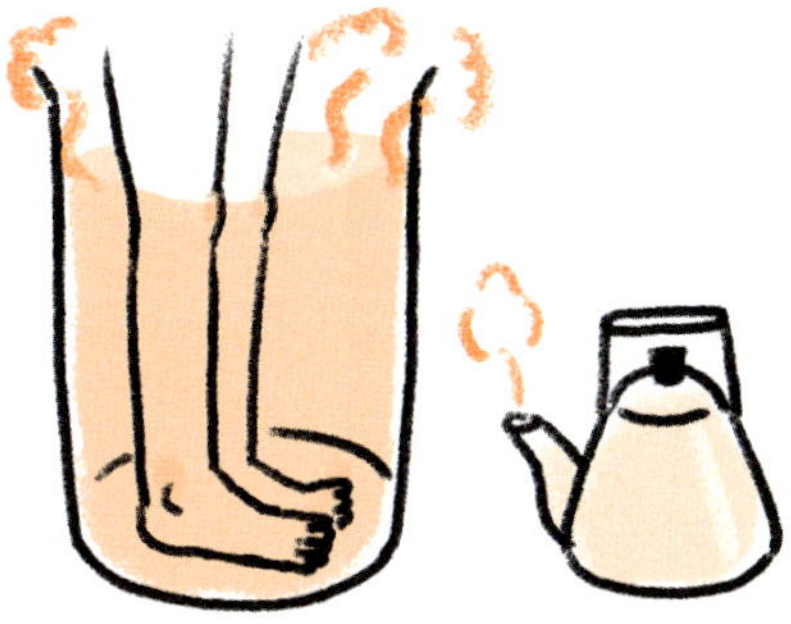

ひじ湯

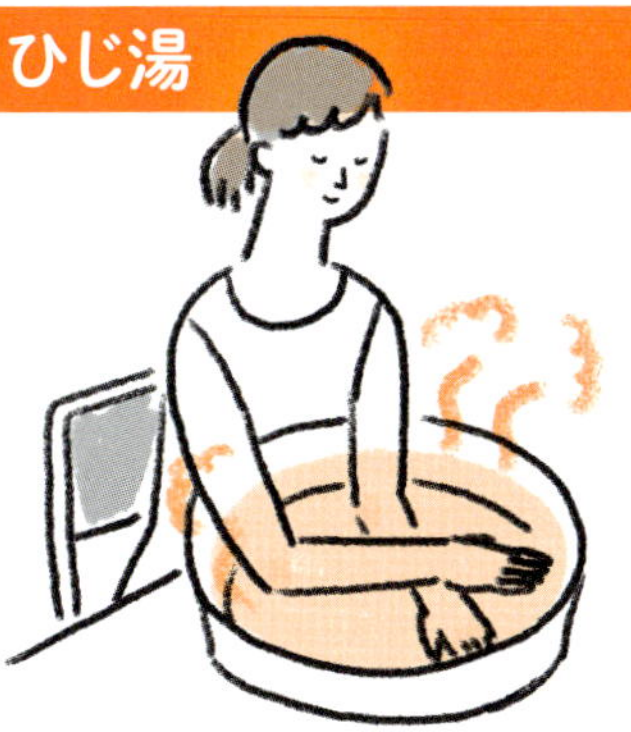

広口のタライなどにお湯をはり、ひじから指先までをお湯につける方法

＼効果あり！／
呼吸器系の疾患、肺炎、
心臓・循環器系、
肋間神経痛、寝違い

腰湯

浴槽に腸骨（腰骨）の上までお湯をはって、下半身をつける方法

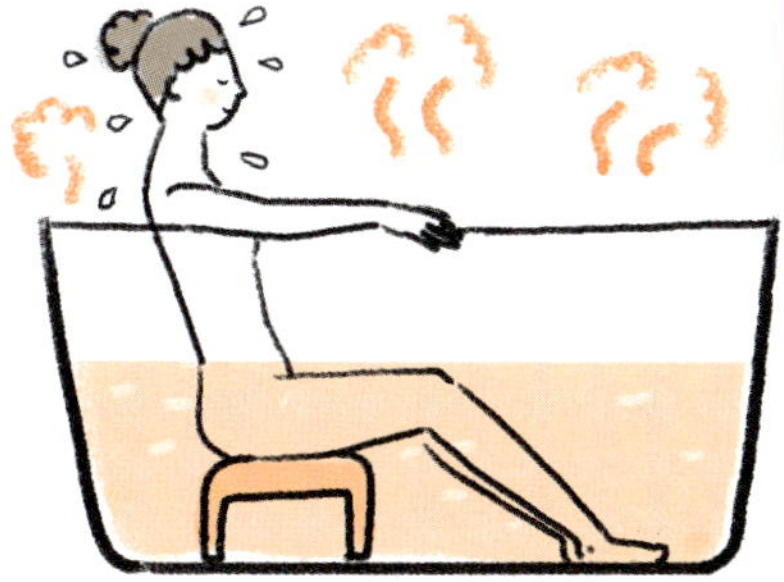

共通POINT！

・湯温：45度が目安（ガマンできる程度）
・時間：4〜6分
　汗が出なければ2分延長
　つけた部分が赤くならなければ2分延長
　片足、片腕など、一方だけ白い場合は、
　白いほうを2分延長
・終了後：乾いたタオルでしっかりふく

＼効果あり！／
月経痛、下半身の冷え、
腰から下の疾患、術後の
経過の改善

体を変えていくために

04

基本対策③ 呼吸法／深息法

深呼吸よりもさらに深く下腹まで呼吸を導く方法。緊張緩和やストレスを受け流す余裕を生み、免疫・回復力の向上にもつながります。

1 仰向けに寝て、両手は下丹田の上に

すべて終わるまで、目を閉じて集中する

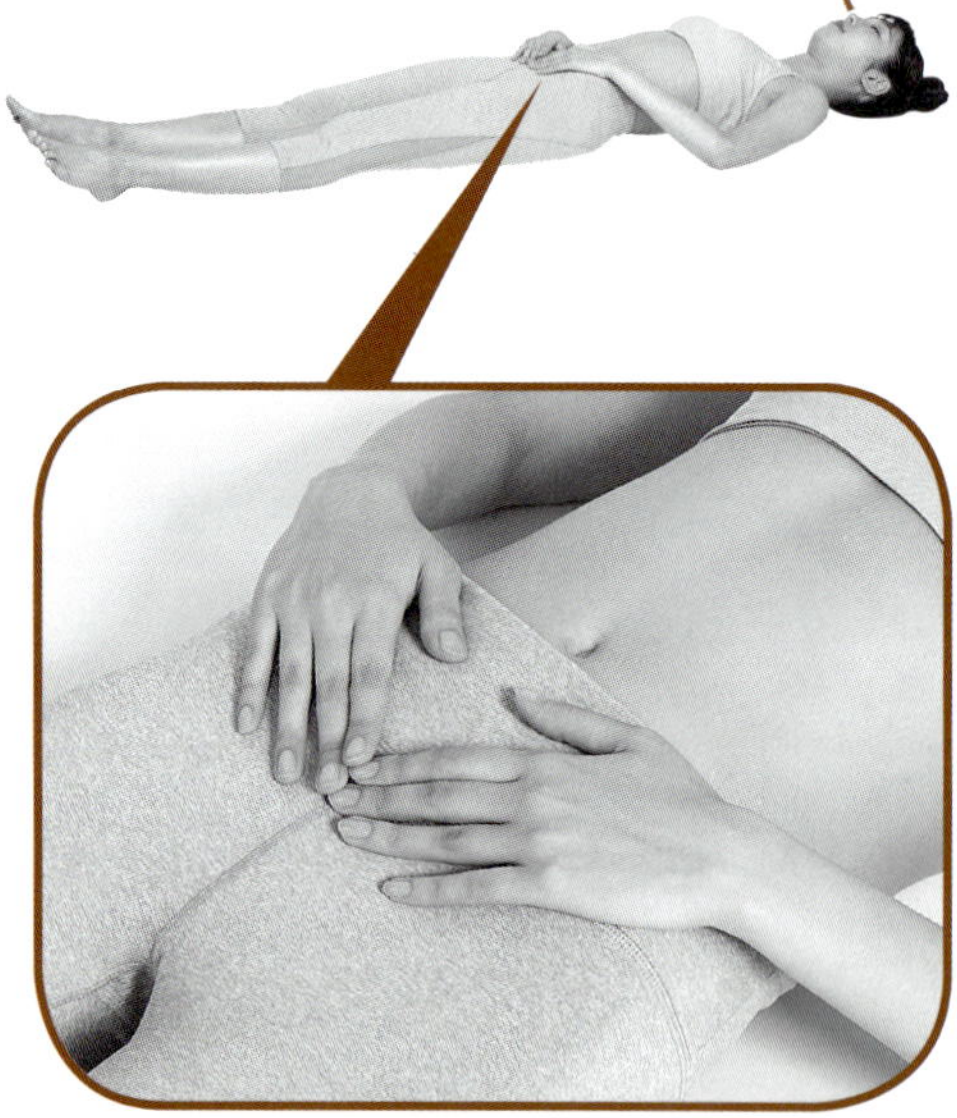

下丹田は、恥骨から指3本分ほど上にある

POINT!

力まず、体も呼吸も自然体で！

2 一度大きく息を吸って、吐きながら下腹部を80%程度膨らませてキープ。そのまま苦しくなる手前まで浅い呼吸を繰り返す

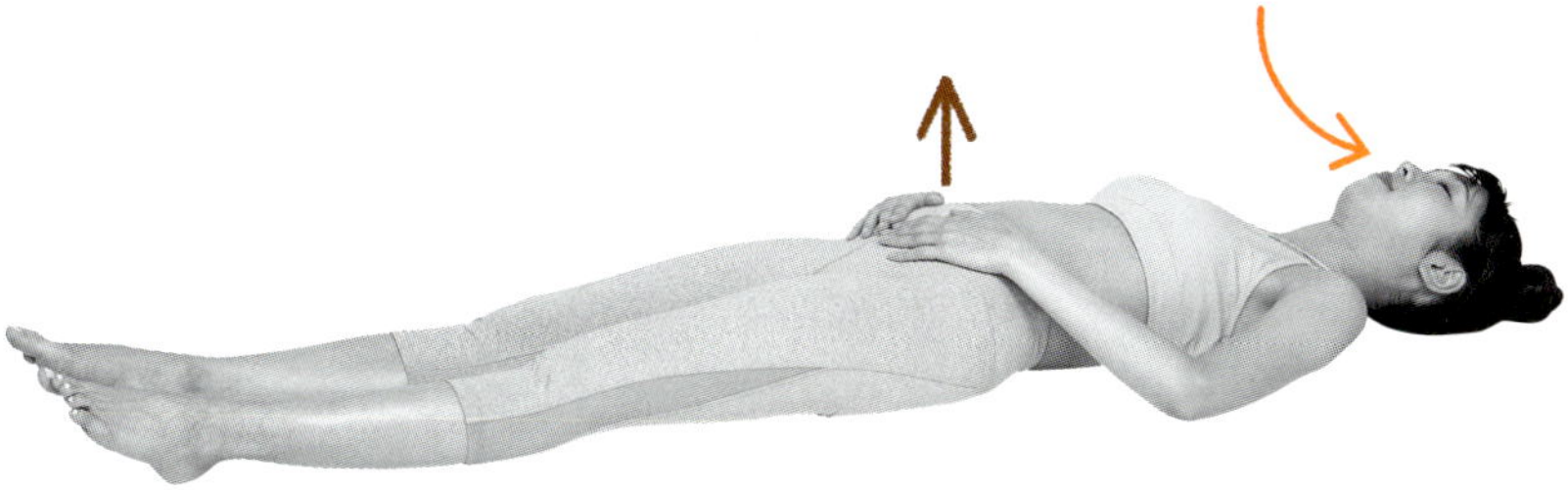

POINT!
「浅い呼吸」とは、胸までの呼吸。もっと吸いたい気持ちを少し押さえて続けよう

第5章

3 ガマンできなくなったら、一度大きく息を吸い込み、吐きながら全身の力を抜く

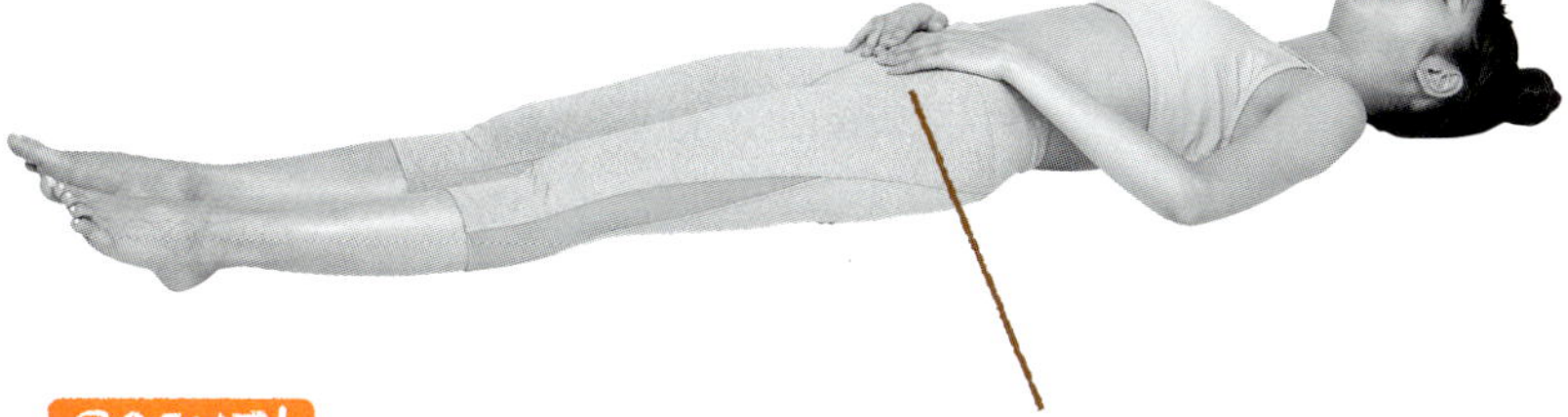

次の呼吸が自然に下腹まで深く大きく入り、体のすみずみまで酸素が運ばれる

POINT!

口から肺、そして下腹部の下丹田まで、空気が通り抜けていくイメージを持つと効果的！

重ね重ねの体操

効果あり！
Case 25 光がまぶしい（77ページ）
Case 31 睡眠障害（83ページ）

肩甲骨を内側へ寄せることで、肋骨をゆるめる体操。肺や心臓の機能低下からくる症状に対して効果が高い。

1 足を肩幅に開いて立ち、自分の前を通すように左手を上げる

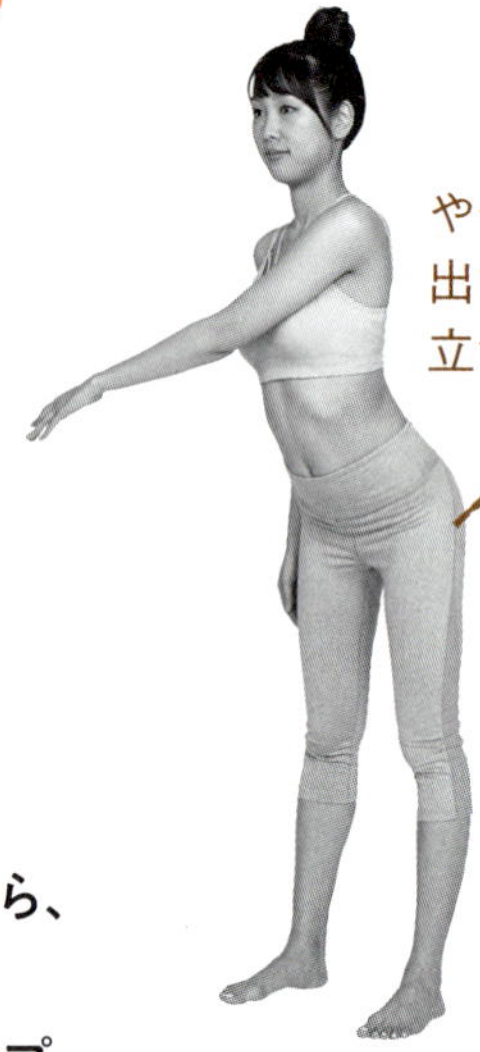

ややお尻を出すように立つとよい

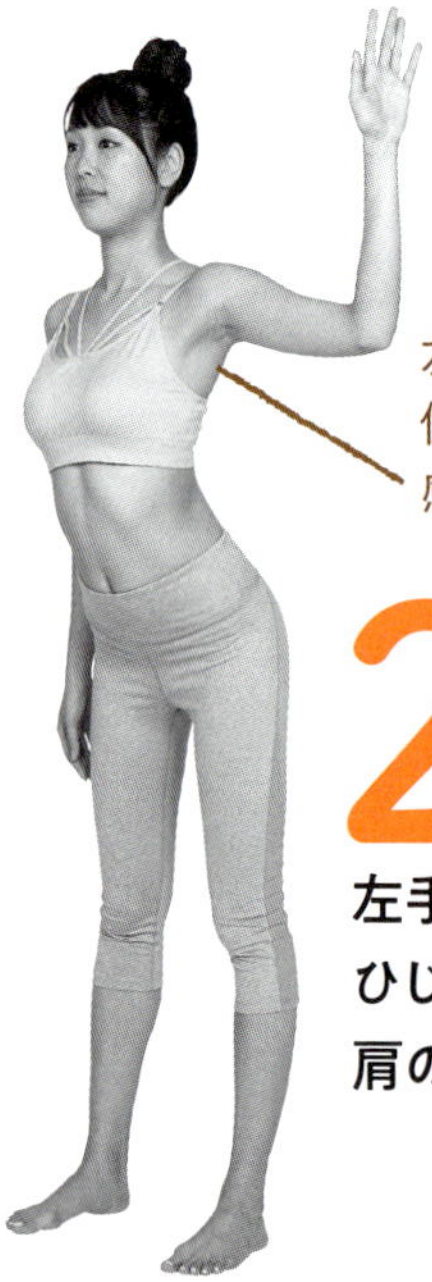

左の肩甲骨が内側へ寄ることを感じよう！

2 左手が頭上を通過したら、ひじを直角に曲げて、肩の高さくらいでストップ

NG

ひじも腕もまっすぐに！

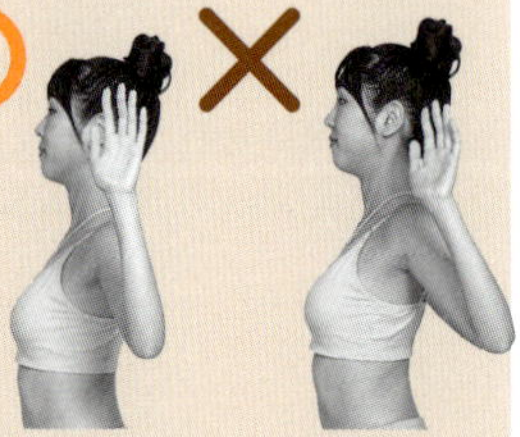

○ ×

ひじがうしろへ行くと、肩甲骨が内側へ寄らず、効果がありません。できるだけまっすぐにしよう！

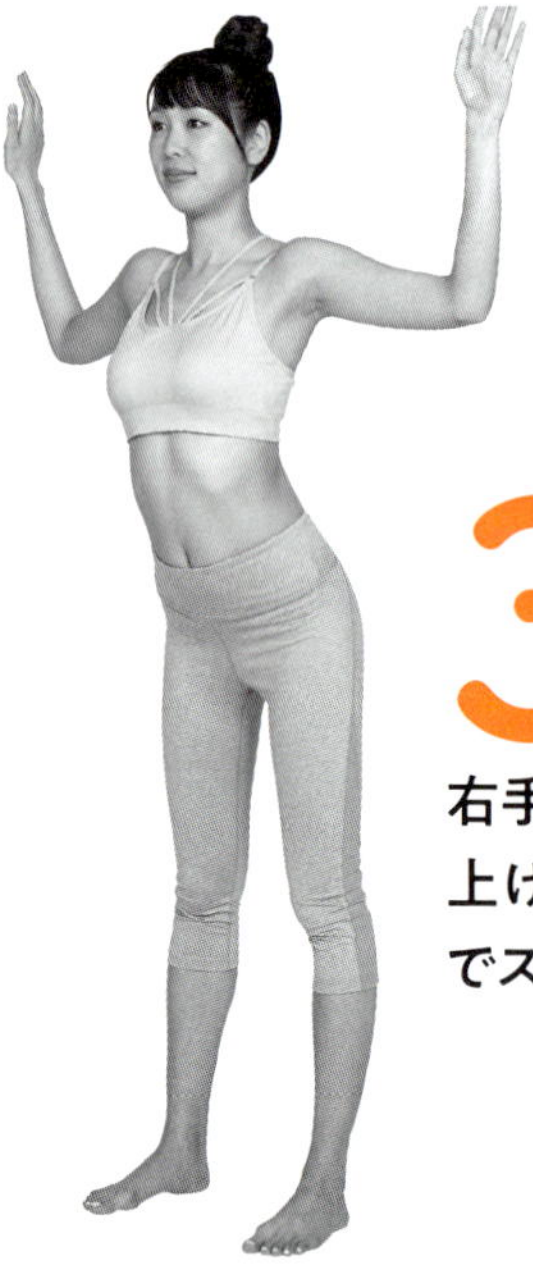

3 右手も同じように上げて、肩の高さでストップ

4 左右のひじを交互に、少しずつ上下させながら、腕を下ろしていく

POINT!

数回に分けて刺激する

数回上下させてから、そのままひじを少し下げる。これを2〜3回繰り返してから 5 に移る

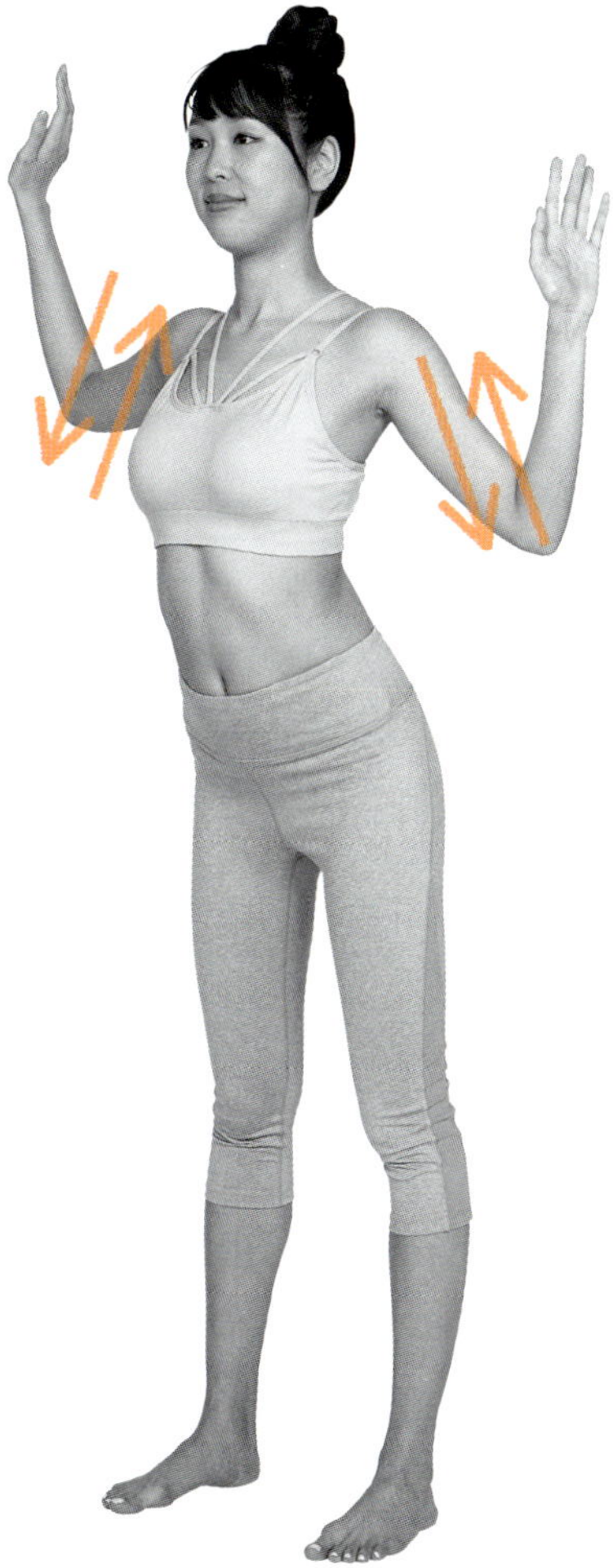

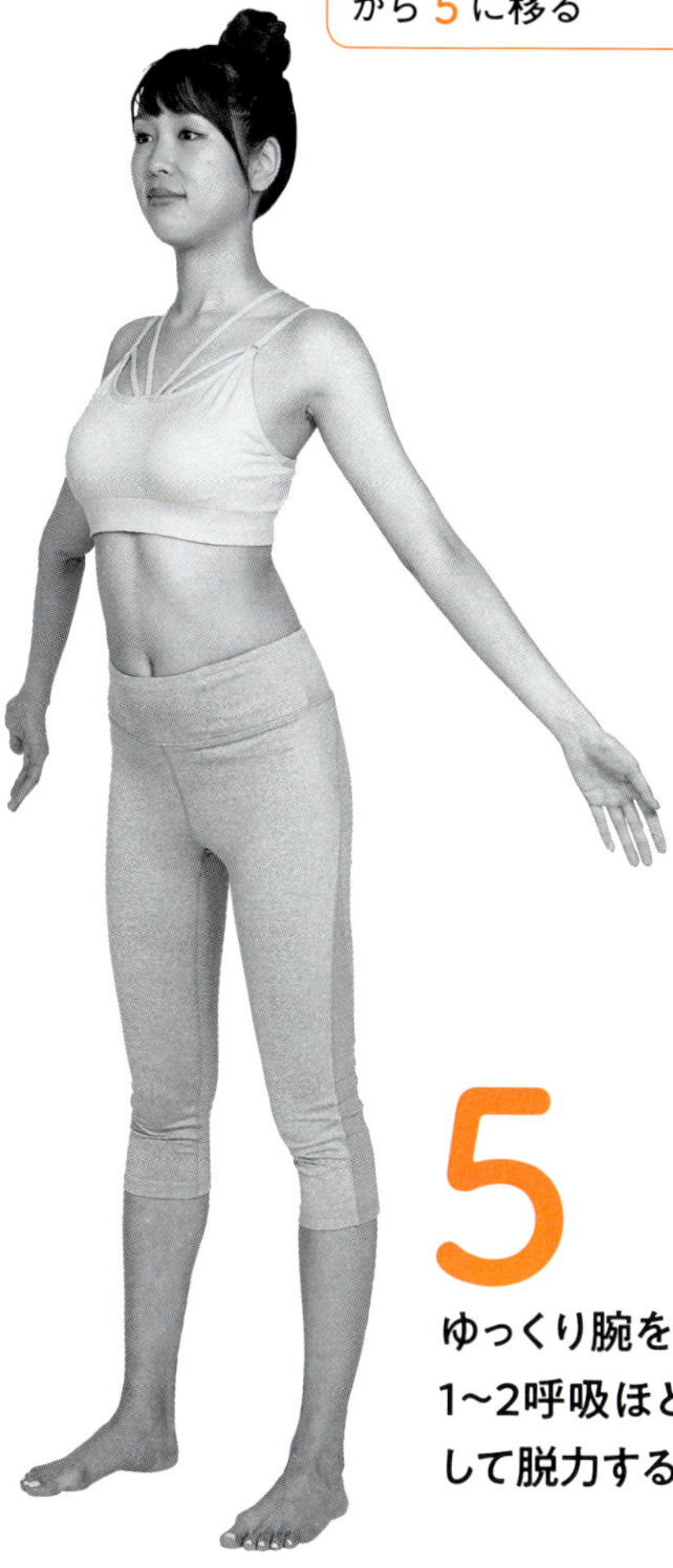

5 ゆっくり腕を伸ばして1〜2呼吸ほどキープして脱力する

POINT!

胸が腰の上に乗っかる

脱力時は背中を丸めず、そのまま力を抜くと、背骨がゆるやかなS字になって腰の上に上体が乗る

効果あり！

Case 1 蓄積したストレス（40ページ）
Case 4 アトピー性皮膚炎などの発疹（41ページ）
Case 28 息切れや胸苦しさ（81ページ）

胸椎9番の体操

不要物がたまって中毒になりやすい肝臓。その神経が走っている胸椎9番へと力を集めて刺激し、肝臓の働きをうながす。

1 横向きに寝る

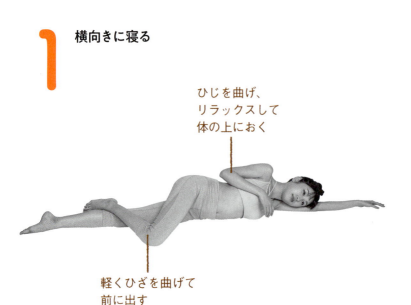

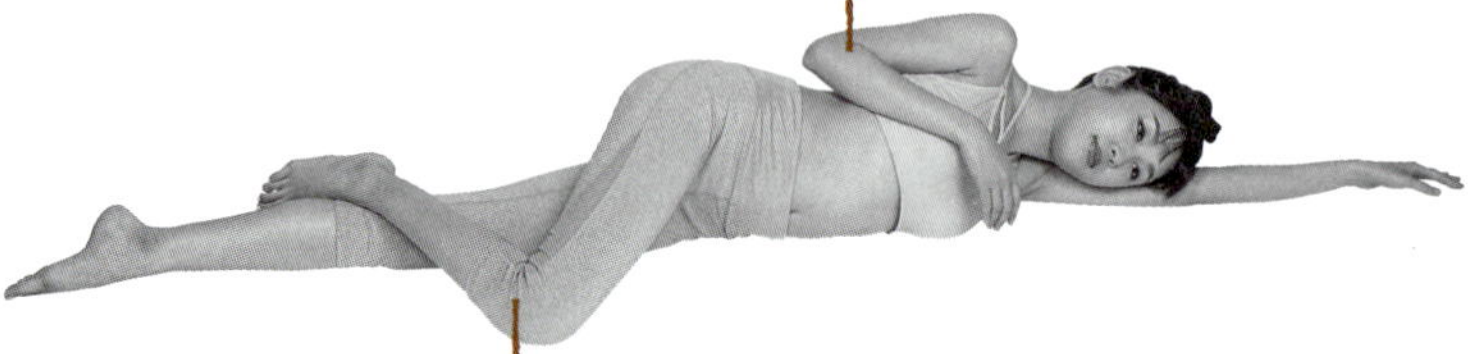
ひじを曲げ、
リラックスして
体の上におく
軽くひざを曲げて
前に出す

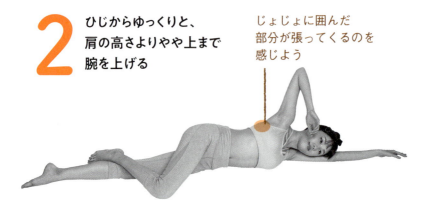

2 ひじからゆっくりと、肩の高さよりやや上まで腕を上げる

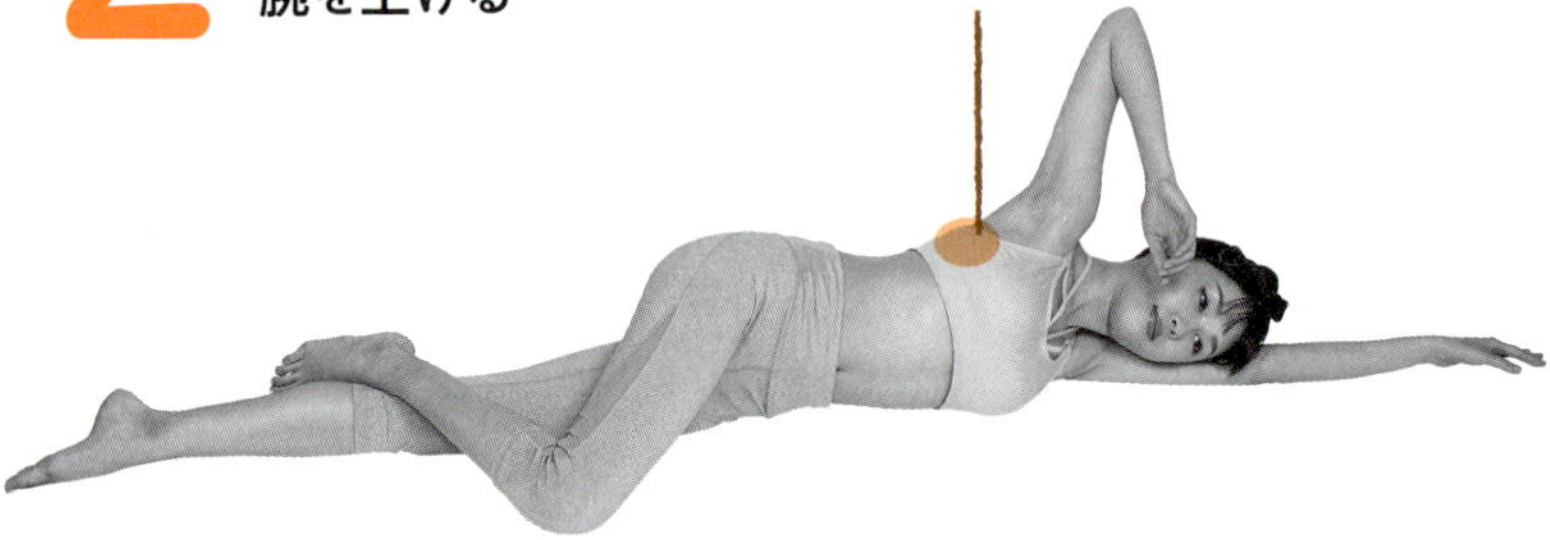
じょじょに囲んだ
部分が張ってくるのを
感じよう

3 ひじから先を伸ばして、数呼吸分キープする

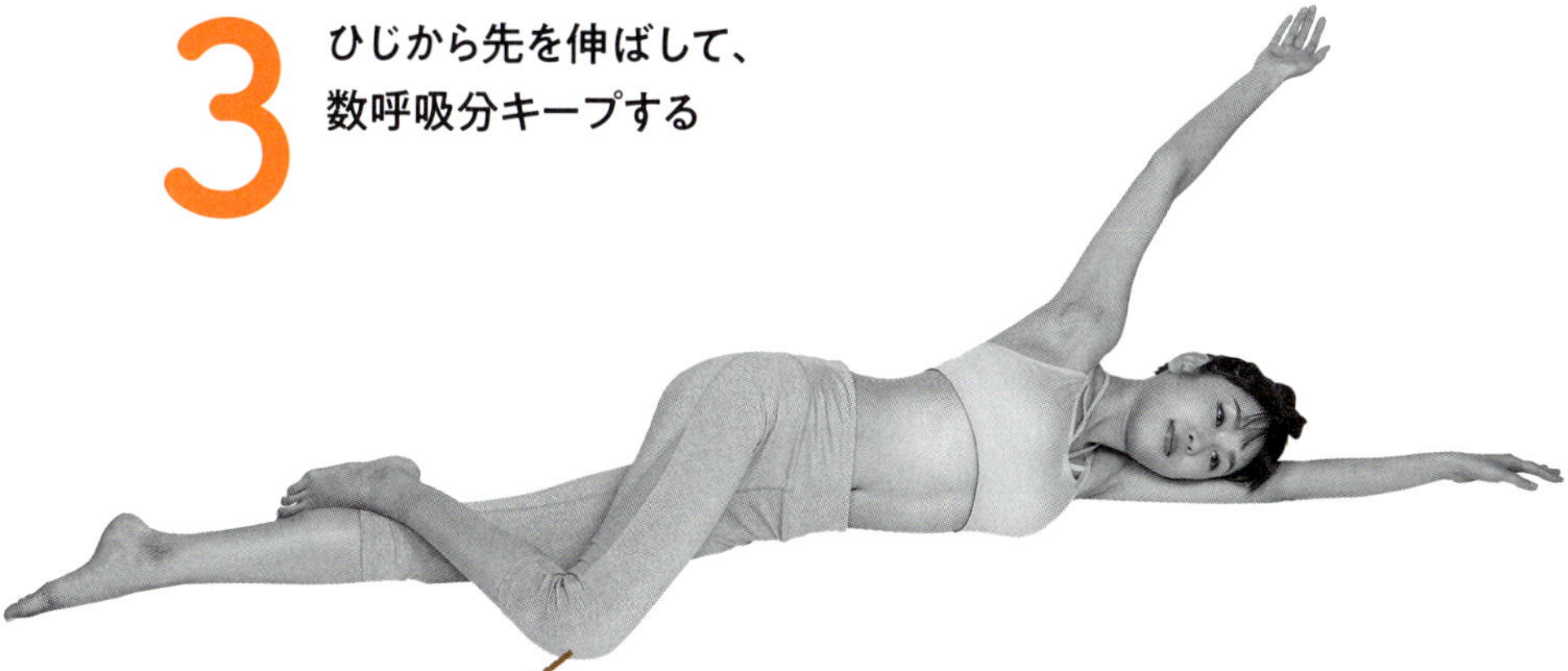

重心が少しうしろにかかるので、
ぐらつかないように
ひざで支える

ミニ知識

胸椎を刺激して機能回復！

脊椎（背骨）は、頚椎・胸椎・腰椎などから構成されており、「胸椎９番」は12個ある胸椎のうち上から９番目。肝臓と関係が深い　※頚椎は7個、腰椎は5個ある

効果あり！ Case 12 ぎっくり腰（53ページ） Case 27 深い咳が止まらない（79ページ）

こうもり様《よう》体操

こうもりのように脚を上げて逆さになる体操。もも裏の筋肉を利用して腎臓を刺激する。

1 仰向けになって、両ひざを抱える

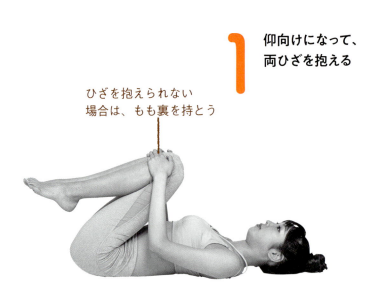

ひざを抱えられない場合は、もも裏を持とう

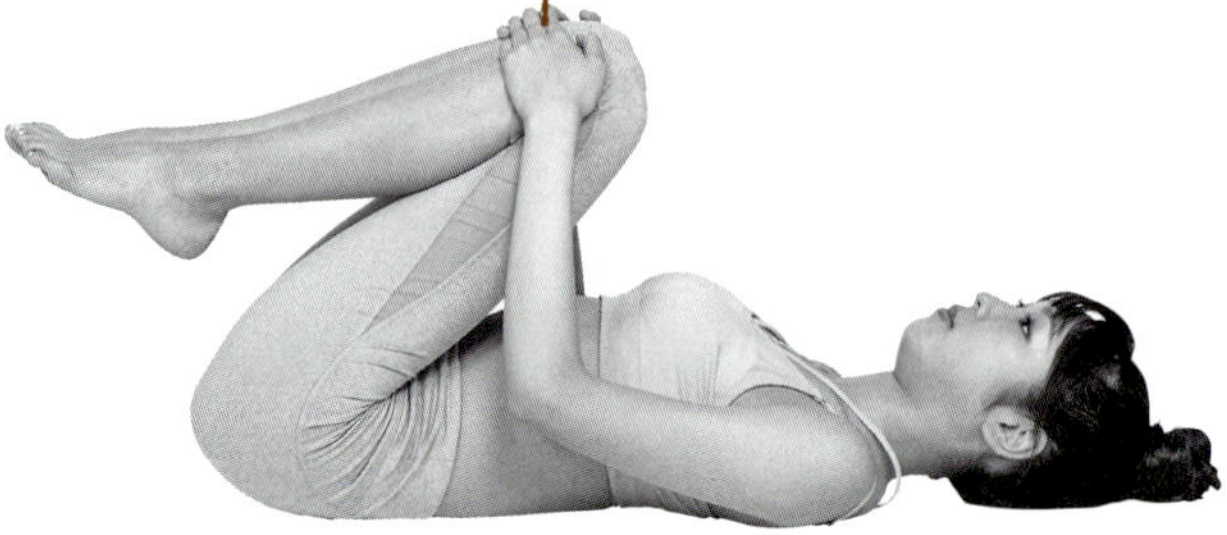

2 両脚をまっすぐ上に伸ばす

腰痛後などにおこなう場合、無理なくできる範囲まででOK

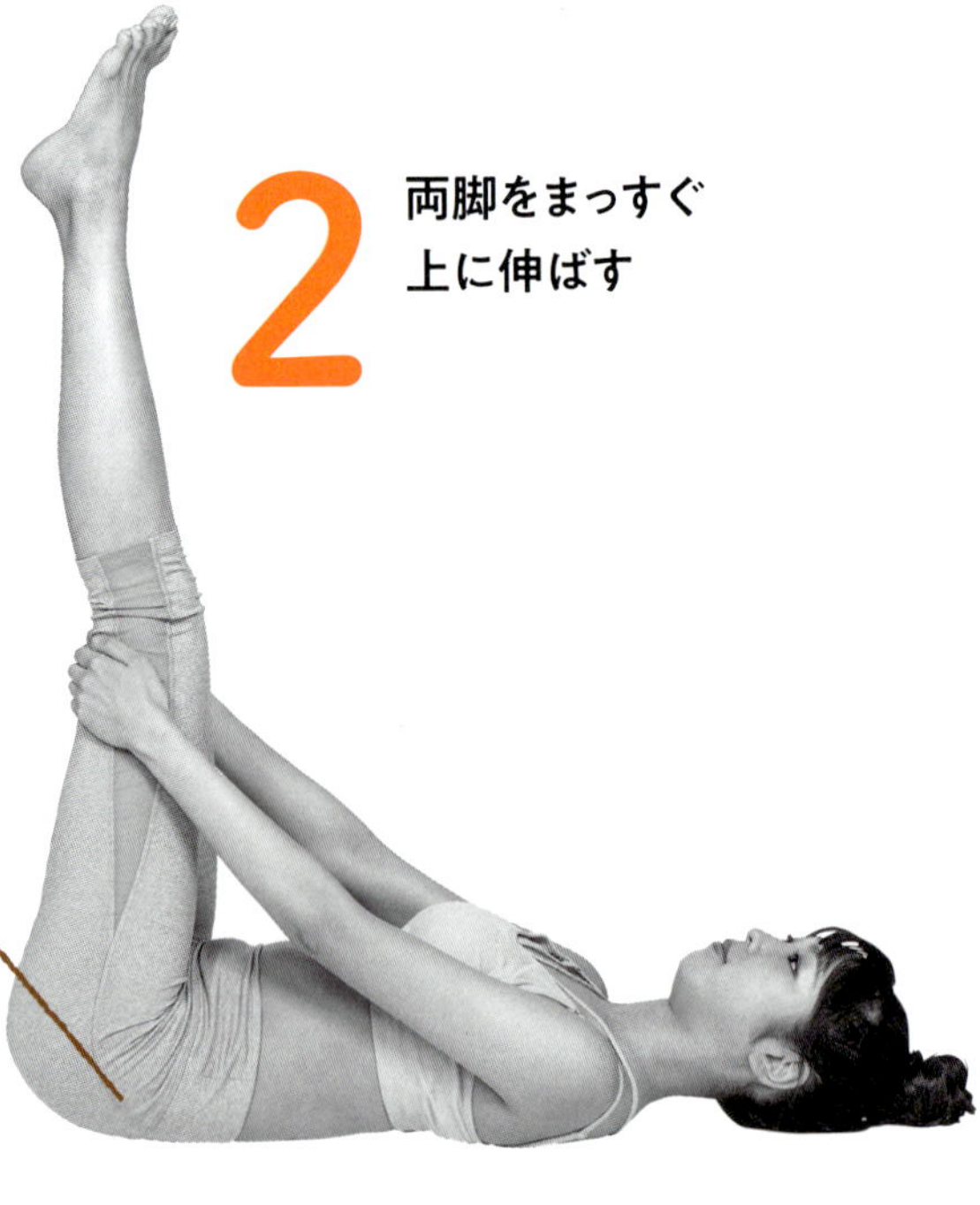

3 左右交互に、かかとから先へ足を伸ばす。これを数回繰り返す

ミニ知識

左右差が不調の原因に

腸骨は、出産や生理の際に動くが、左右差があると不調の原因になる。体操などで定期的に調整しておこう

大腿二頭筋を
意識する
余裕のある人は、
つま先を返してみよう

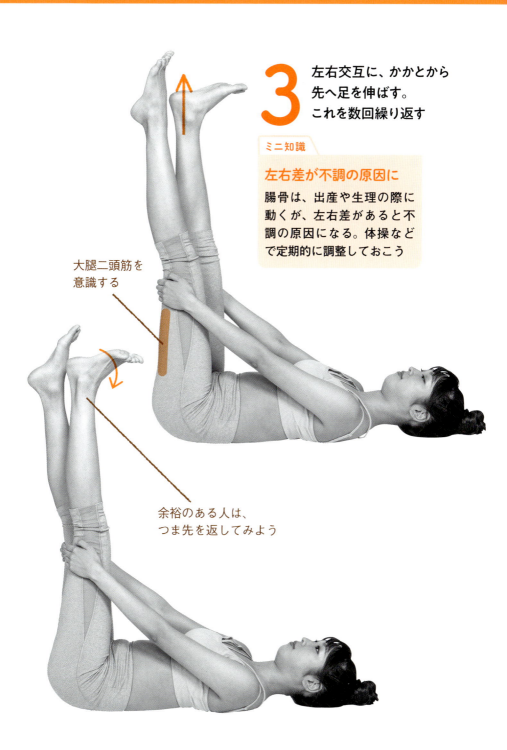

効果あり！ Case 12 ぎっくり腰（53ページ）
Case 13 生理不順（56ページ）

腰を伸ばす体操

硬くなった腰まわりに働きかけて、安定した体の土台をつくる体操。脚全体の重さを利用して、腰を刺激する。

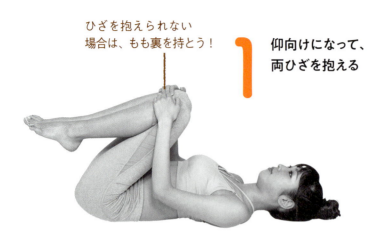

ひざを抱えられない場合は、もも裏を持とう！

1 仰向けになって、両ひざを抱える

2 交互にひざを前後させる。5回ほど往復させよう

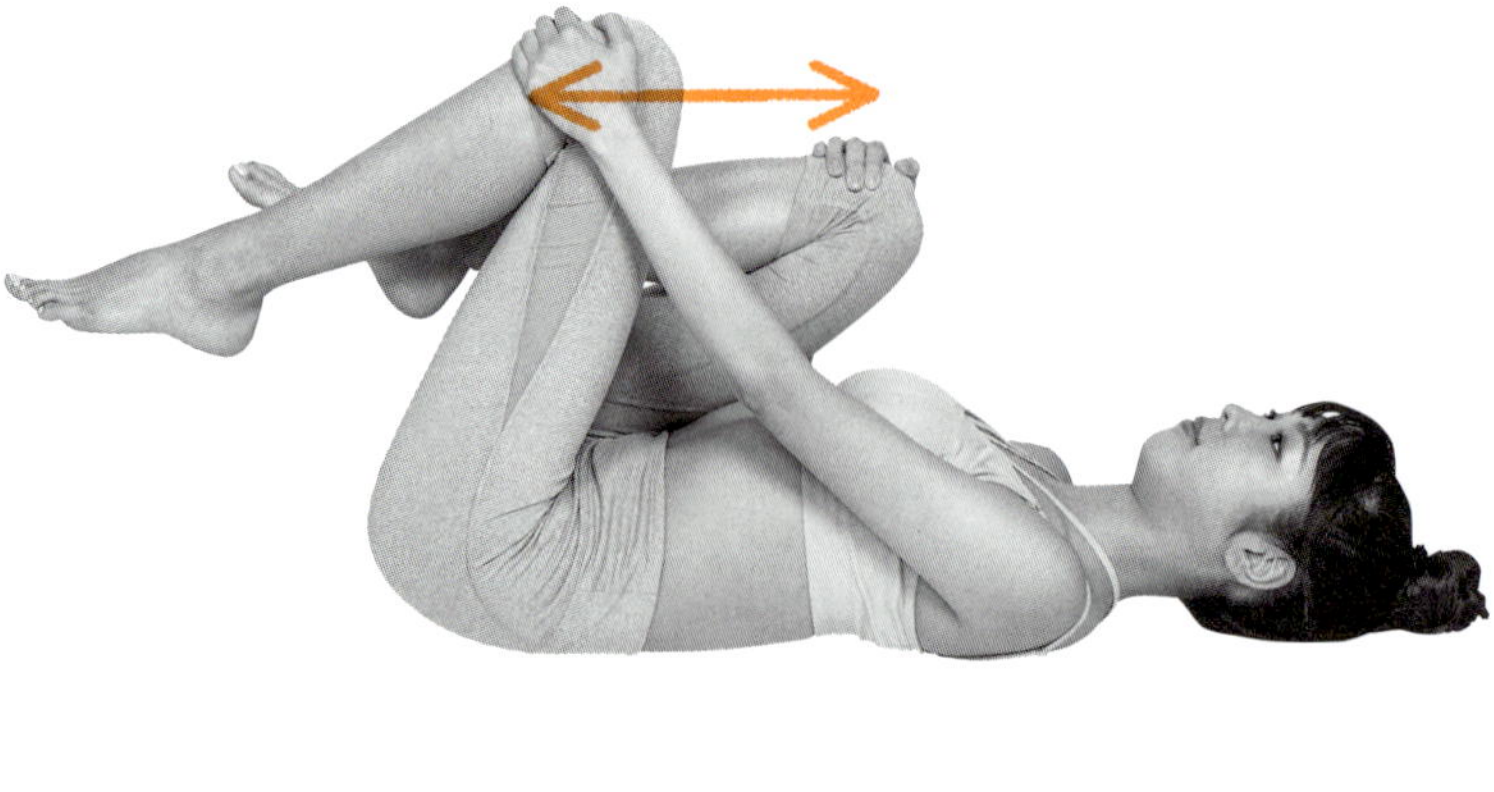

3 右脚を上に伸ばす

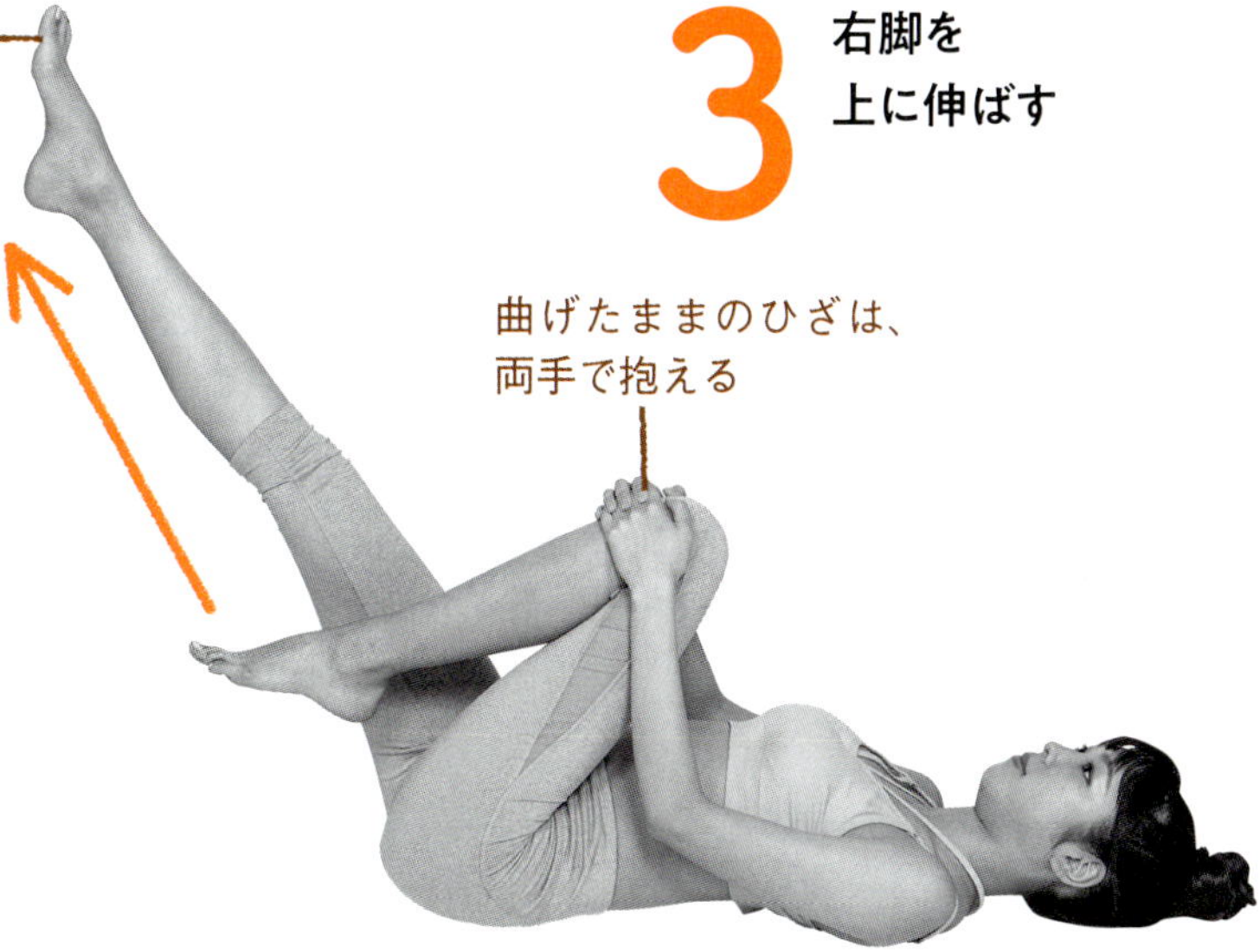

伸ばせる
ところまで

曲げたままのひざは、
両手で抱える

4 そのまま、つま先のほうへ脚を伸ばすイメージで、ゆっくり下ろしていく

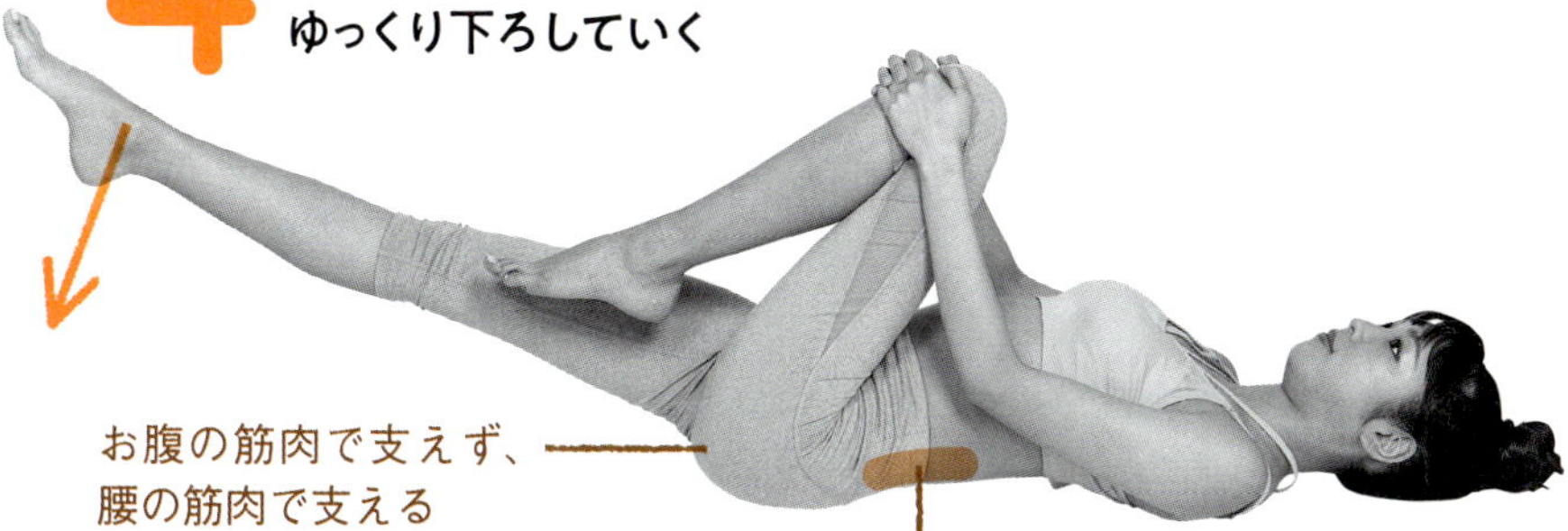

お腹の筋肉で支えず、
腰の筋肉で支える
こと！

脚を降ろすにつれて、
腰に反りが出てくれば成功

5 左脚も同様におこなう

POINT!

左右でキツさが違う人も

不調の際は左右差が顕著に出る。
やりにくい側、キツい側があったら、
そちらを重点的におこなおう！

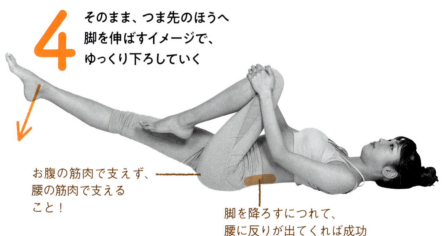

Case 29 膵臓の不調（81ページ）
Case 31 睡眠障害（83ページ）

C体操

肋間の詰まりを解消して呼吸器の状態などを整える体操。体の左右差が顕著にあらわれ、不調のある側が硬く伸ばしにくい。

1 両脚を伸ばして、仰向けに寝る

お腹の上で、片方の手を握る

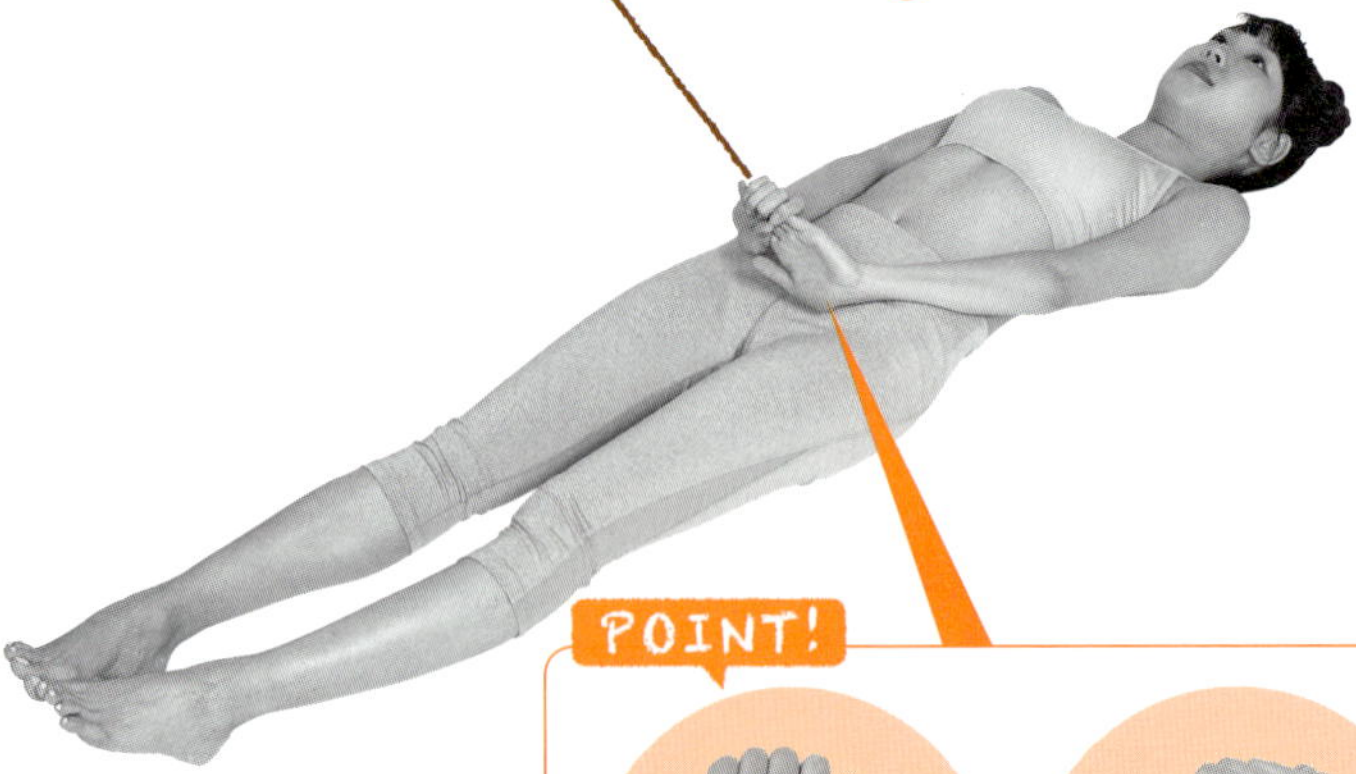

POINT!

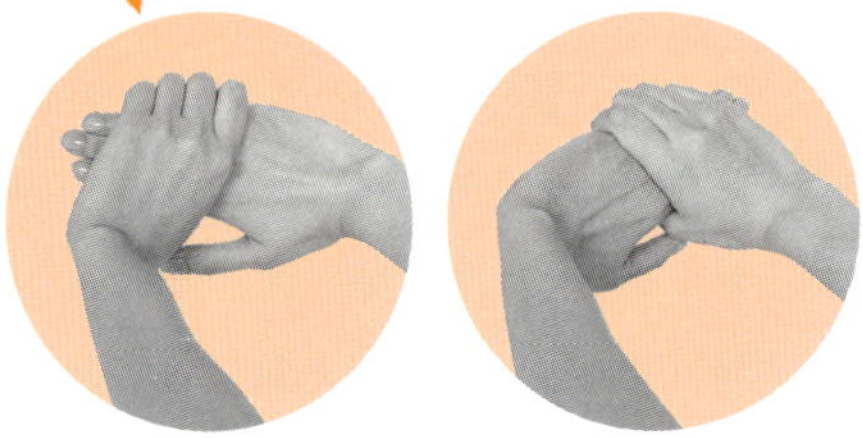

左へ曲げる場合　右へ曲げる場合

2 体の前を通過させるように、両手を頭上へ

両手が上がったら、足先を少し重ねる

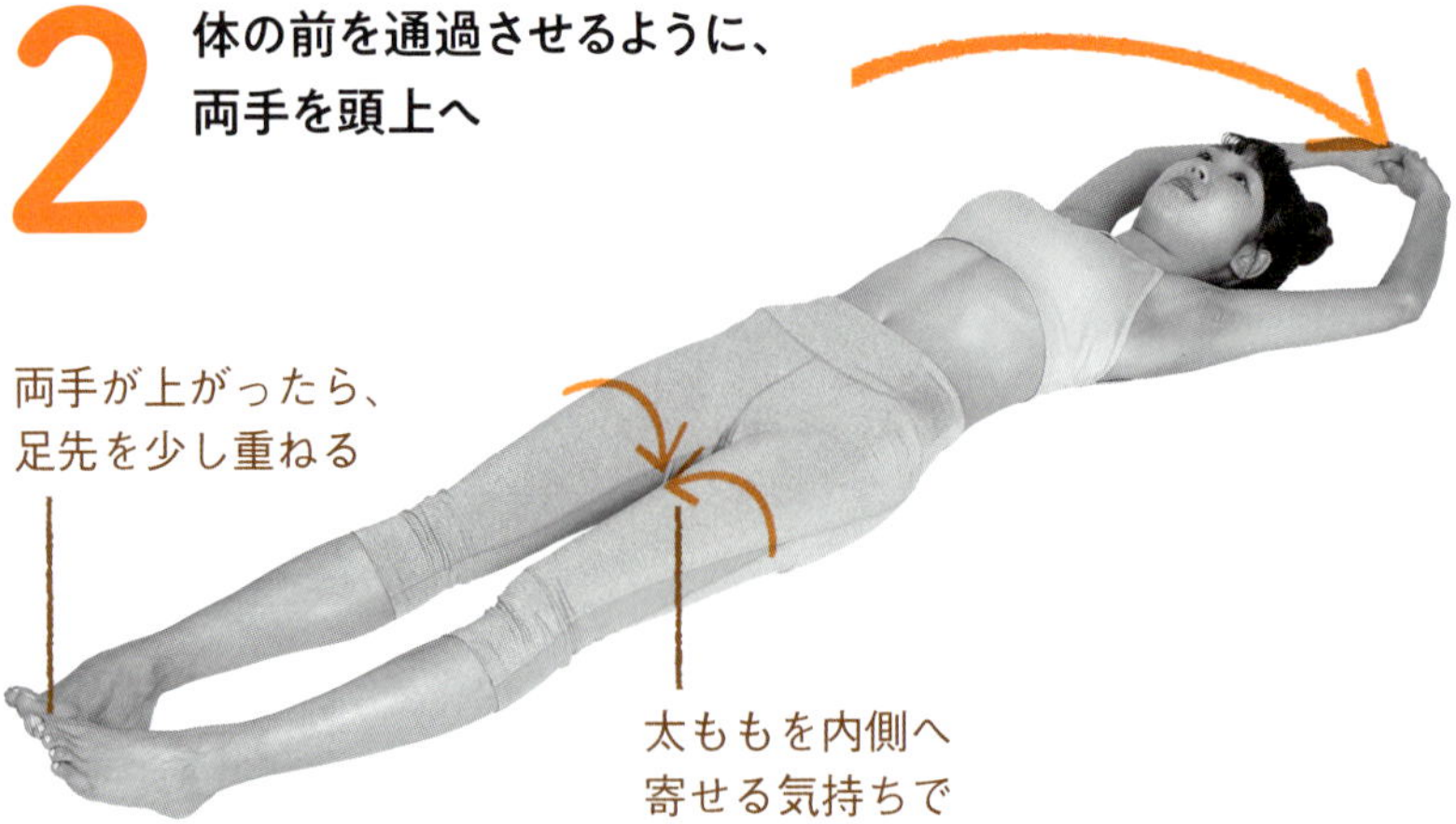

太ももを内側へ寄せる気持ちで足先を回すとよい

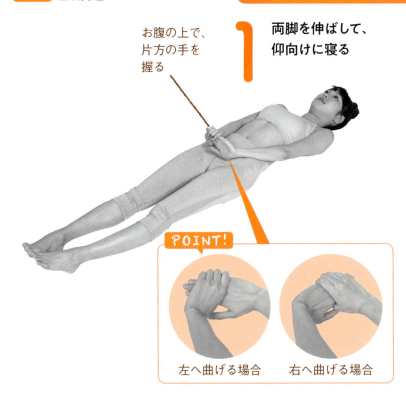

効果あり!
Case 3 利き腕の疲れ、肩こり(41ページ)
Case 7 キレる・イライラ(48ページ)
Case 15 便秘(57ページ)

3

両足のかかとを
さらに先へ伸ばしてから、
上体を右へ曲げて、
数秒キープ

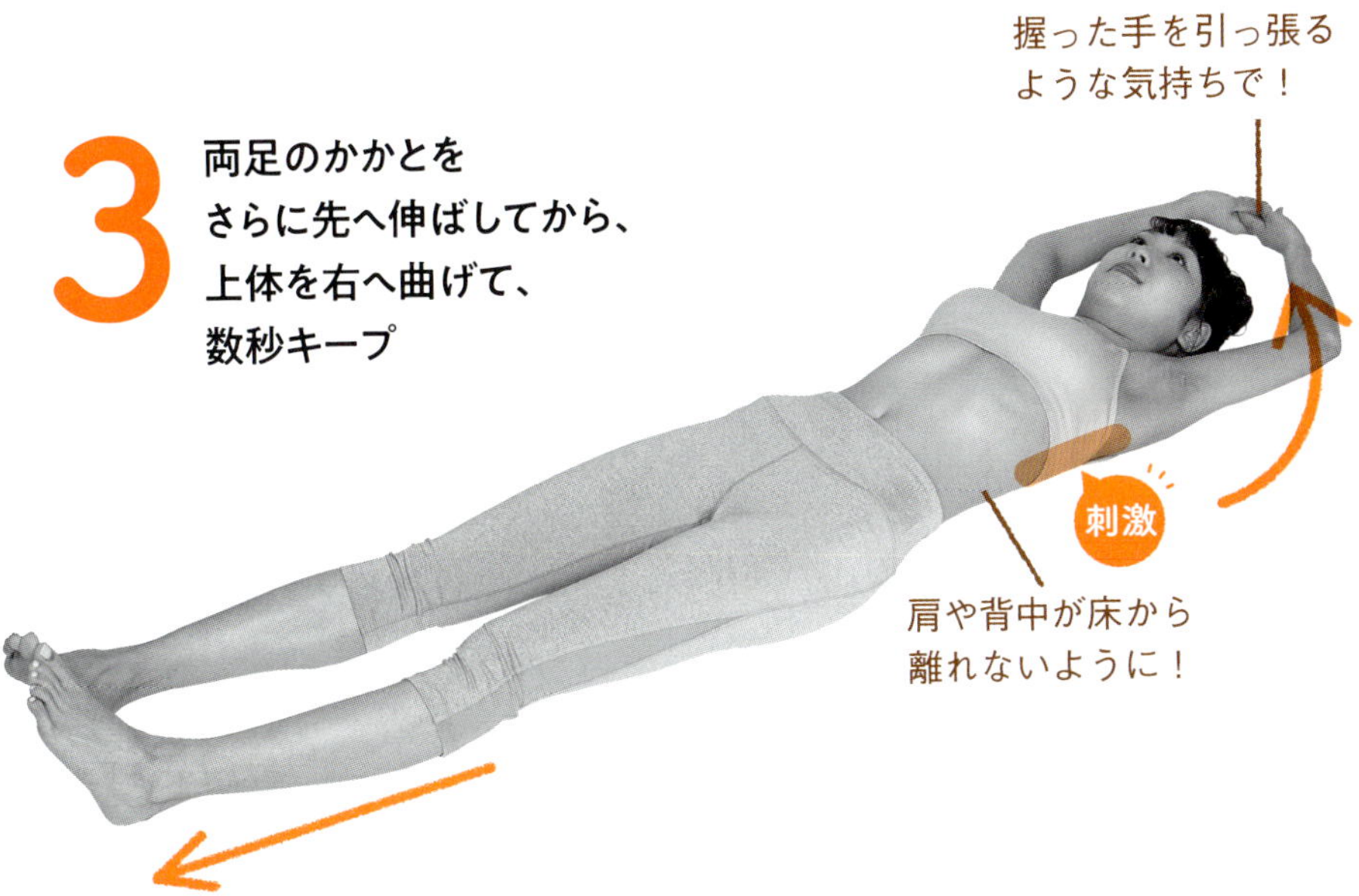
握った手を引っ張る
ような気持ちで！
刺激
肩や背中が床から
離れないように！

4

いったん2に戻り、
今度は左へ曲げて、
数秒キープ

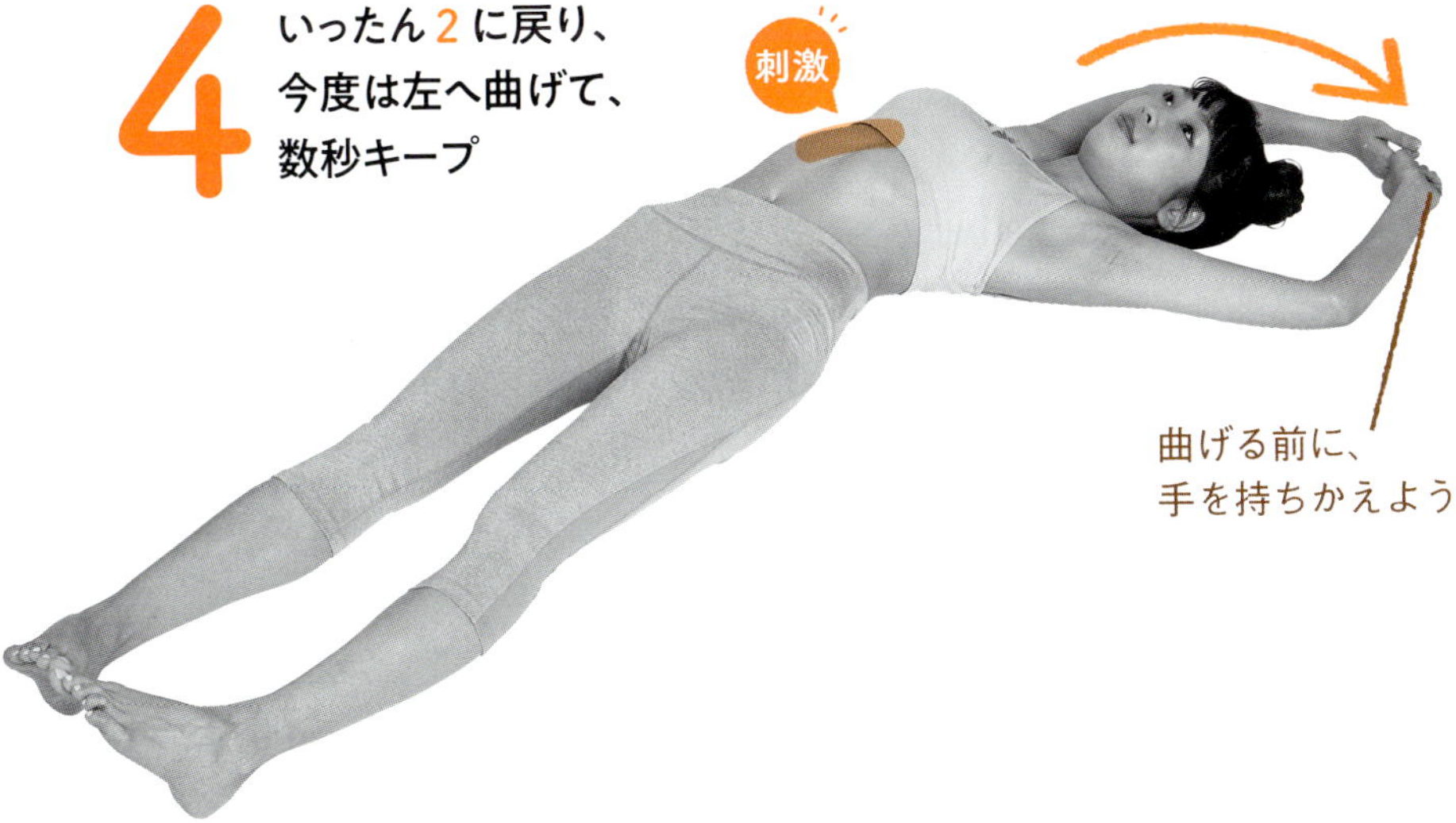
刺激
曲げる前に、
手を持ちかえよう

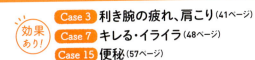

側腹の捻転体操

効果あり!
Case 11 血尿・尿タンパク（52ページ）
Case 23 十二指腸潰瘍（69ページ）

肺や腎臓、十二指腸などの不調をはじめ、側腹は影響を受けやすい場所。
体をひねって刺激する体操でわき腹から改善します。

1

仰向けに寝て、
手を頭上へ伸ばす

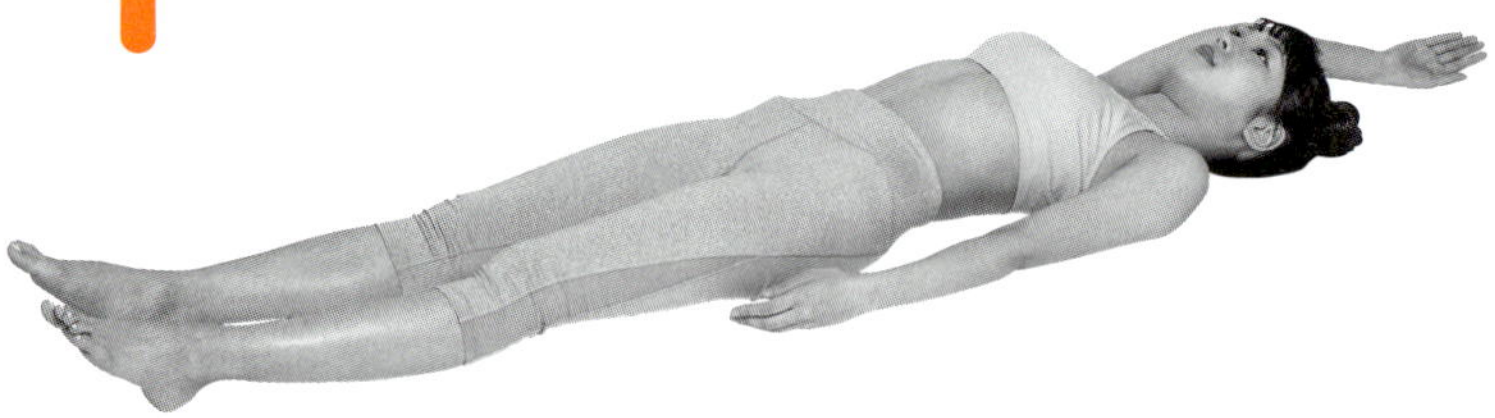

2

左ひざを外側へ開いてから、
円を描くように引き上げる

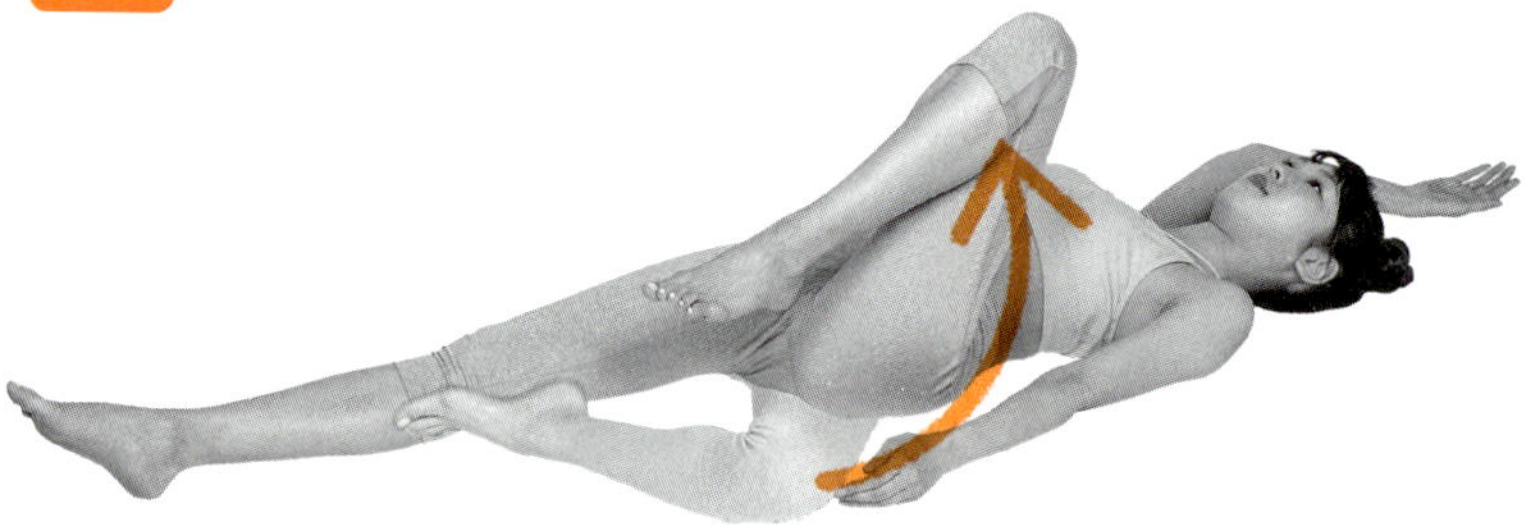

3

左ひざを右側へ、
ゆっくりと倒して体をひねる

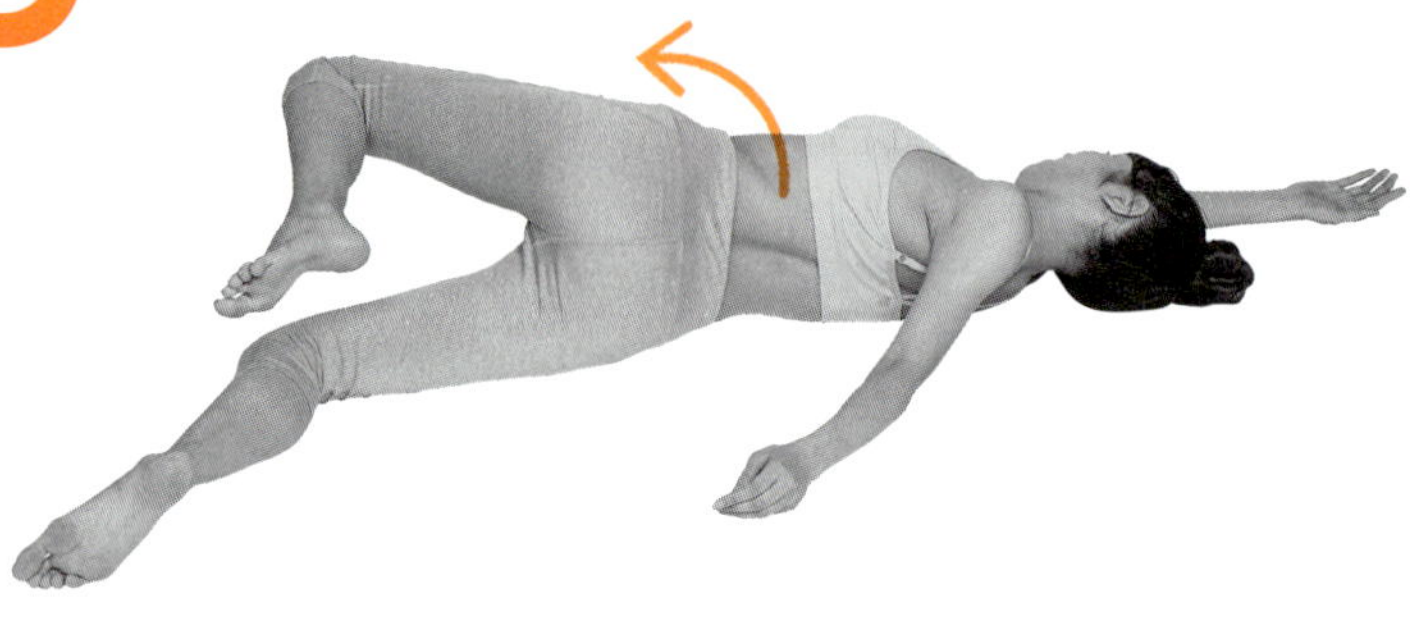

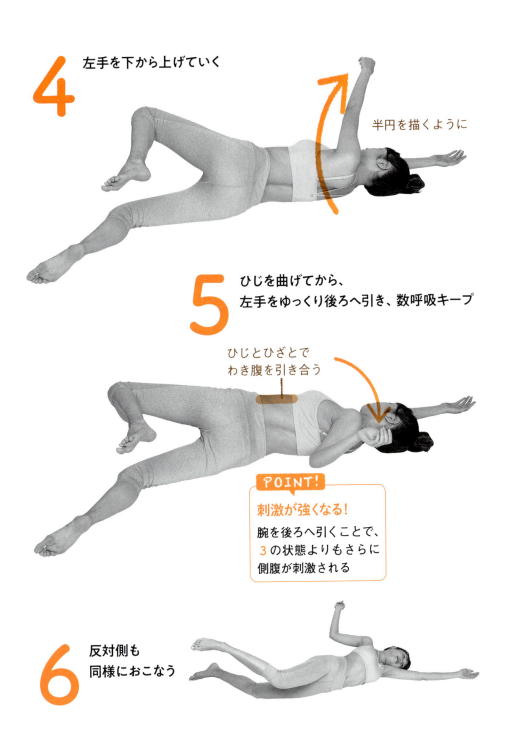

4 左手を下から上げていく

5 ひじを曲げてから、左手をゆっくり後ろへ引き、数呼吸キープ

POINT!

刺激が強くなる!

腕を後ろへ引くことで、3の状態よりもさらに側腹が刺激される

6 反対側も同様におこなう

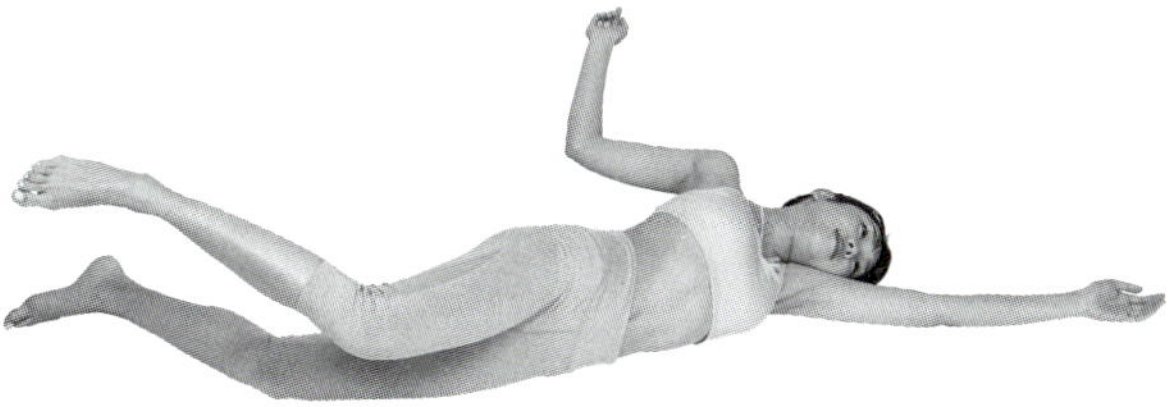

効果あり！ Case 24 心臓からくる下痢（77ページ）

腸骨体操

肺や心臓が弱まると前かがみの姿勢になり、骨盤も後傾する。腸骨体操は、骨盤を整えることで心肺に働きかけ、回復へと導く体操だ。

1

うつぶせに寝て、
両手は自然に横へ

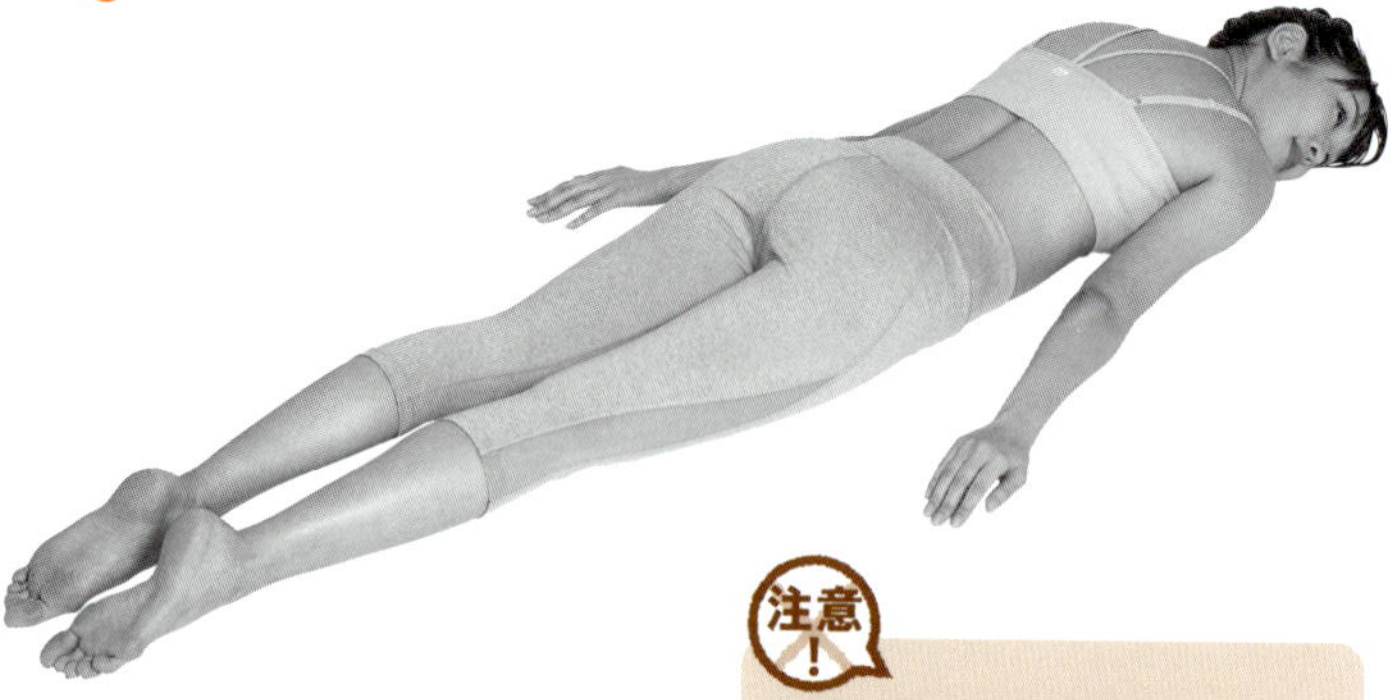

注意！

腰にかなりの刺激が加わるため、妊娠中の方、その可能性がある方はひかえてください

2

両脚を広げる

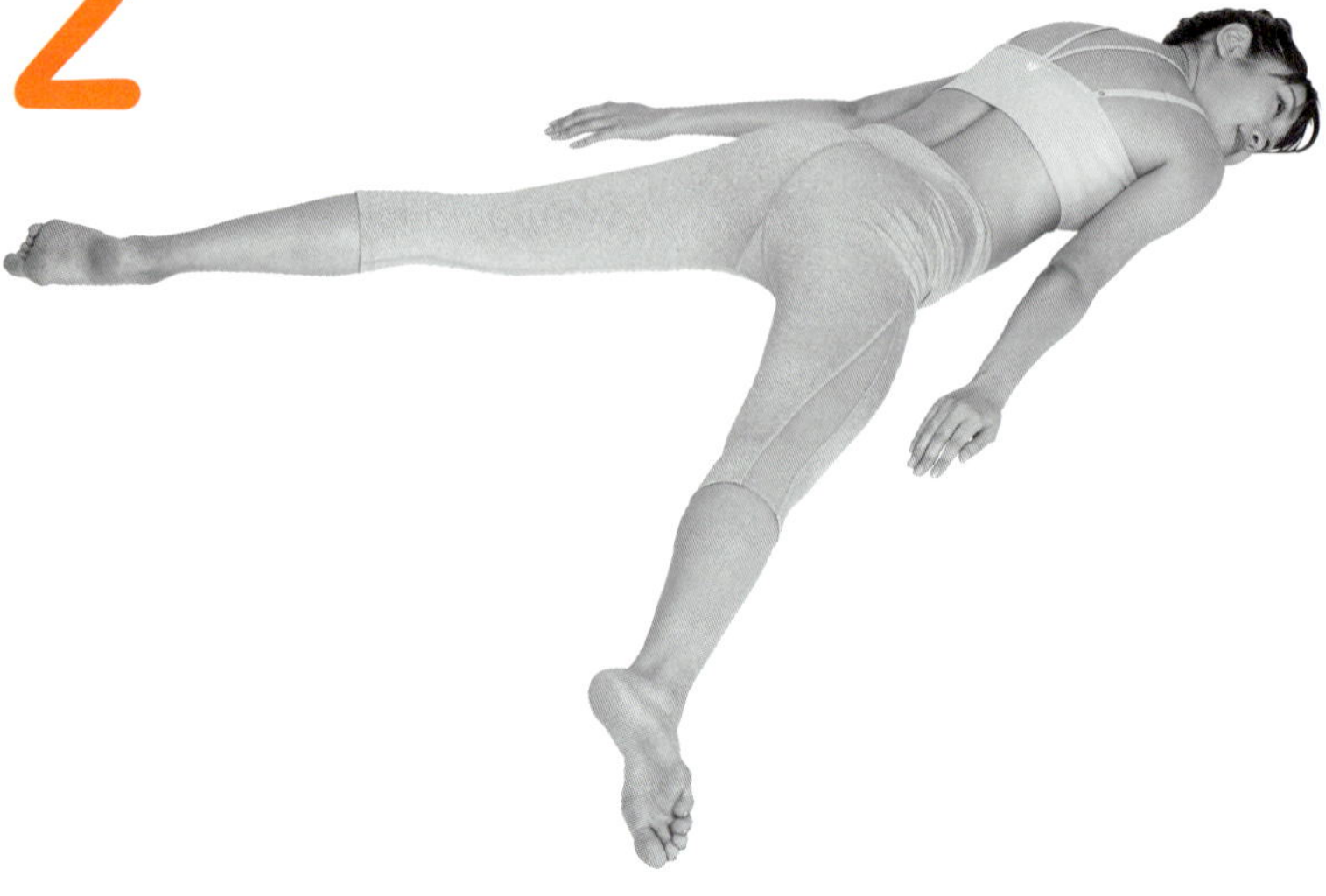

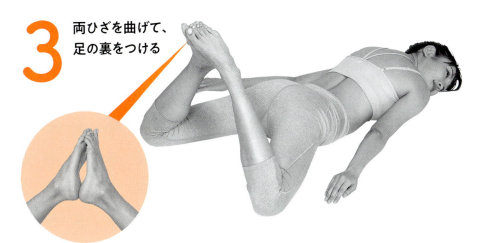

3 両ひざを曲げて、足の裏をつける

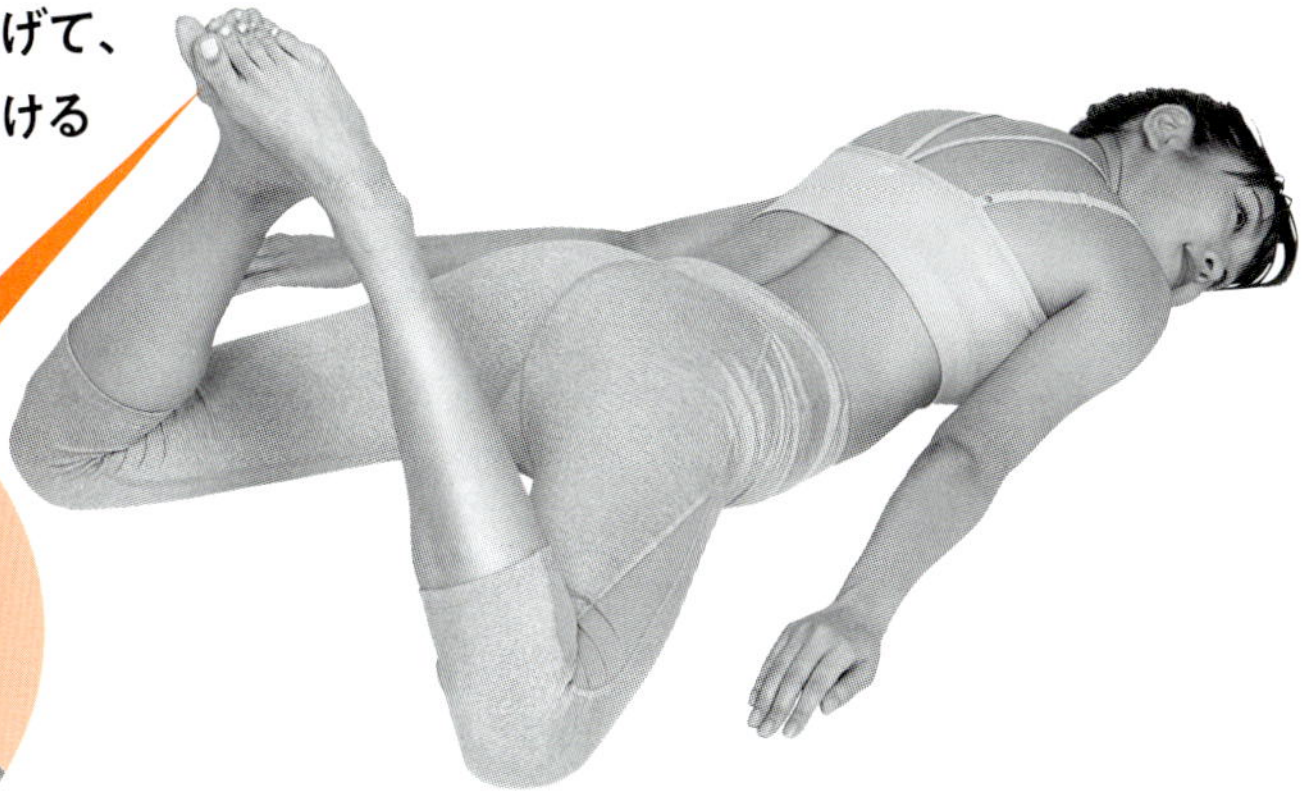

かかとがつくのが理想だが、できない場合は指先だけでもよい

POINT!

腸骨体操には続きがある

ここで紹介したのは腸骨体操の1stステップ。不調の程度や個人の状態によって次のステップまでおこなうこともある

4 かかとをできるだけお尻へ近づけ、数呼吸分キープしてから力を抜く

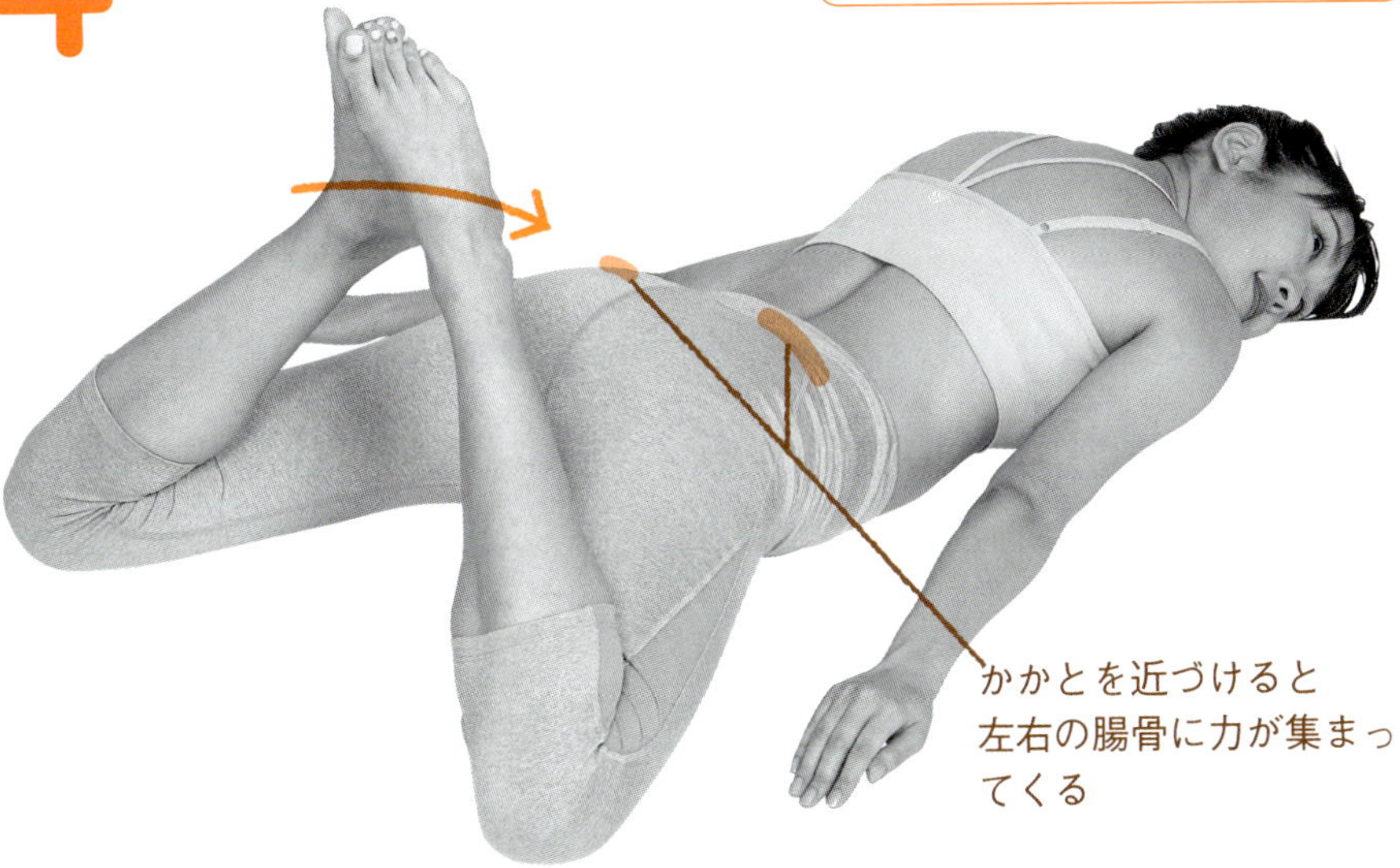

かかとを近づけると左右の腸骨に力が集まってくる

Case 18 力が入らない（61ページ）
Case 32 大病の前兆（85ページ）

内転筋を使った骨盤挙上体操

内転筋の力を利用して骨盤を調整する体操。生理前後、妊娠中や出産後にも有効なので、定期的に実践していこう！

1 まっすぐ仰向けに寝てから、手を頭上へ伸ばす

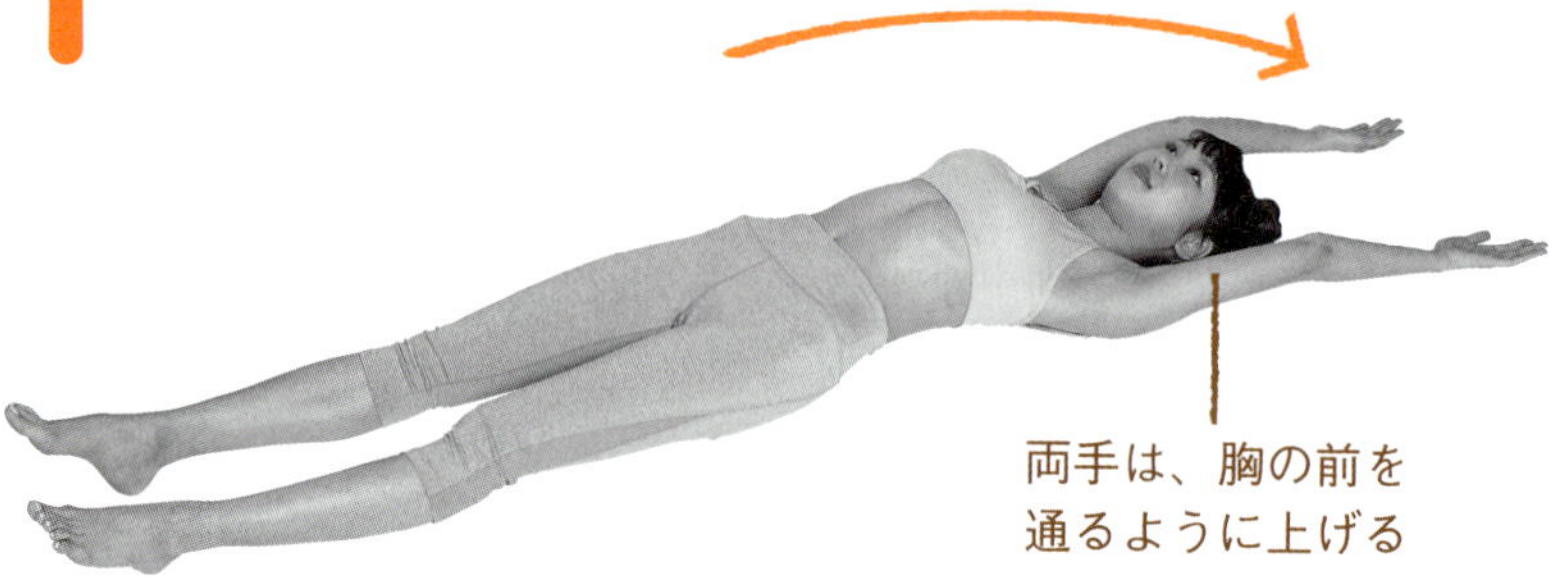

2 床をすべらせるように両ひじを下げ、肩から胸の位置くらいでストップ

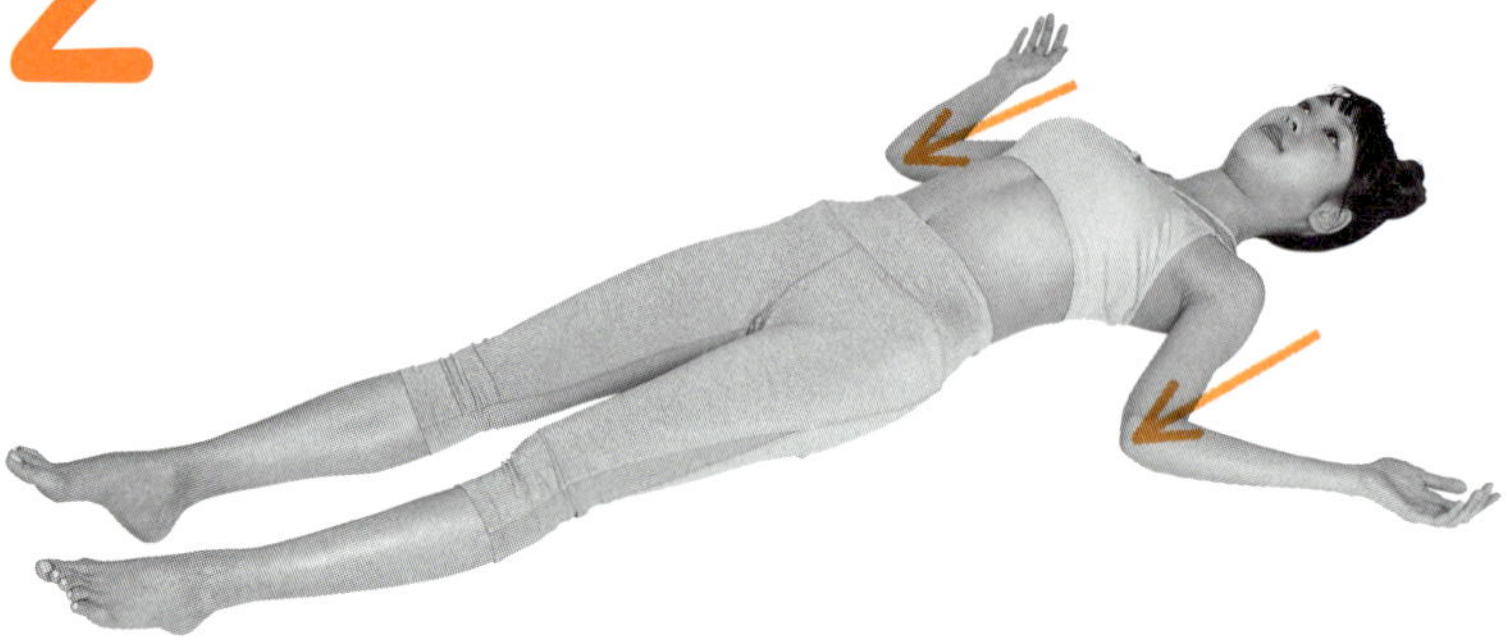

効果あり！ Case 13 生理不順（56ページ）
Case 16 生理痛・子宮筋腫（60ページ）

3 両脚を開く

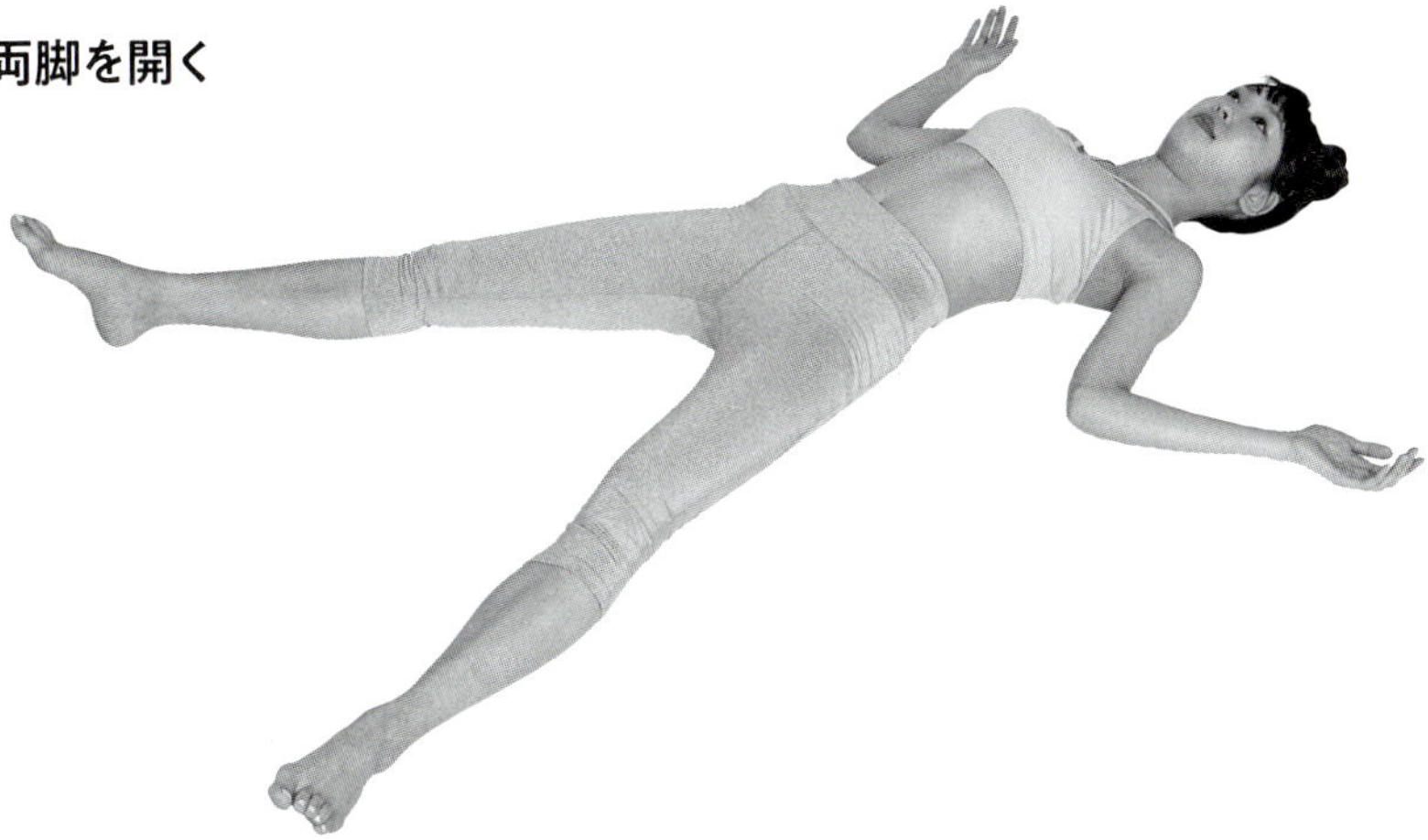

4 内転筋（内ももの筋肉）を使って、ゆっくり閉じていく

刺激
腰幅くらいになるまで、
内転筋を意識しながら

POINT!
腰に反りができるか？
脚を閉じるほど腰に力が集まり、反ってくれば成功！

5 両脚が腰幅くらいに閉じたら、かかとを下へ押し出すイメージで交互に伸ばして、少しキープ

刺激
2〜3呼吸キープ
してみよう！

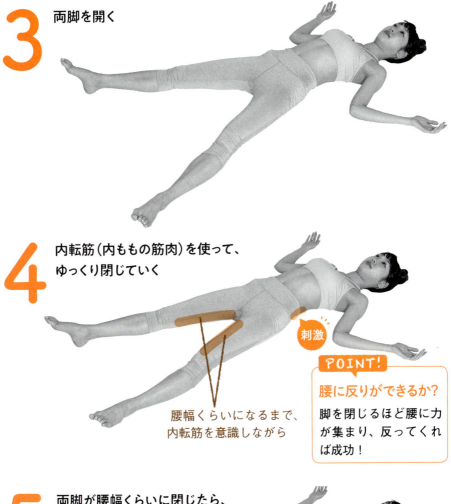

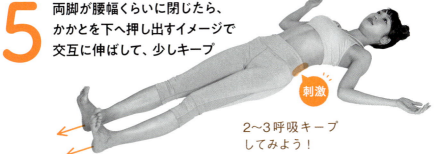

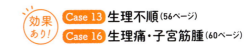

Case 23 十二指腸潰瘍（69ページ）
Case 28 息切れや胸苦しさ（81ページ）

ハの字の肋骨挙上体操

肺の機能低下やストレスによって下がった肋骨を持ち上げる体操。胃の不快感や吐き気がある際などにも有効。

1 ひざ立ちでやや前かがみになり、季肋部に指を入れる

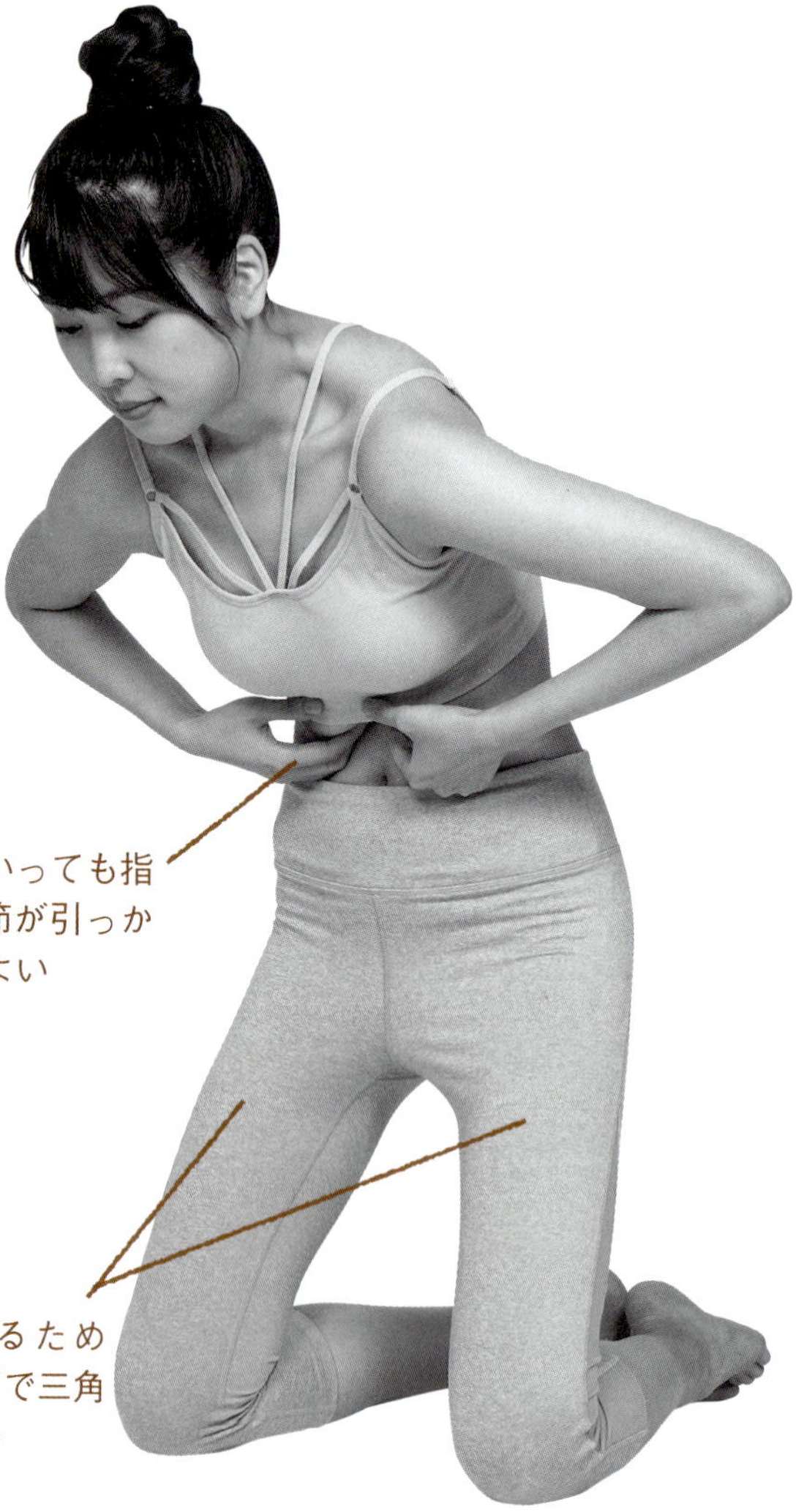

「入れる」といっても指先。第1関節が引っかかる程度でよい

体を安定させるために、足と両ひざで三角形を作るとよい

両脚は肩幅くらいに開く

効果あり!
Case 6 胃が悪いはずなのに（45ページ）
Case 9 むち打ち症（49ページ）
Case 22 口臭（69ページ）

2 ゆっくりと上体を起こす。
起こしきったら数呼吸キープ

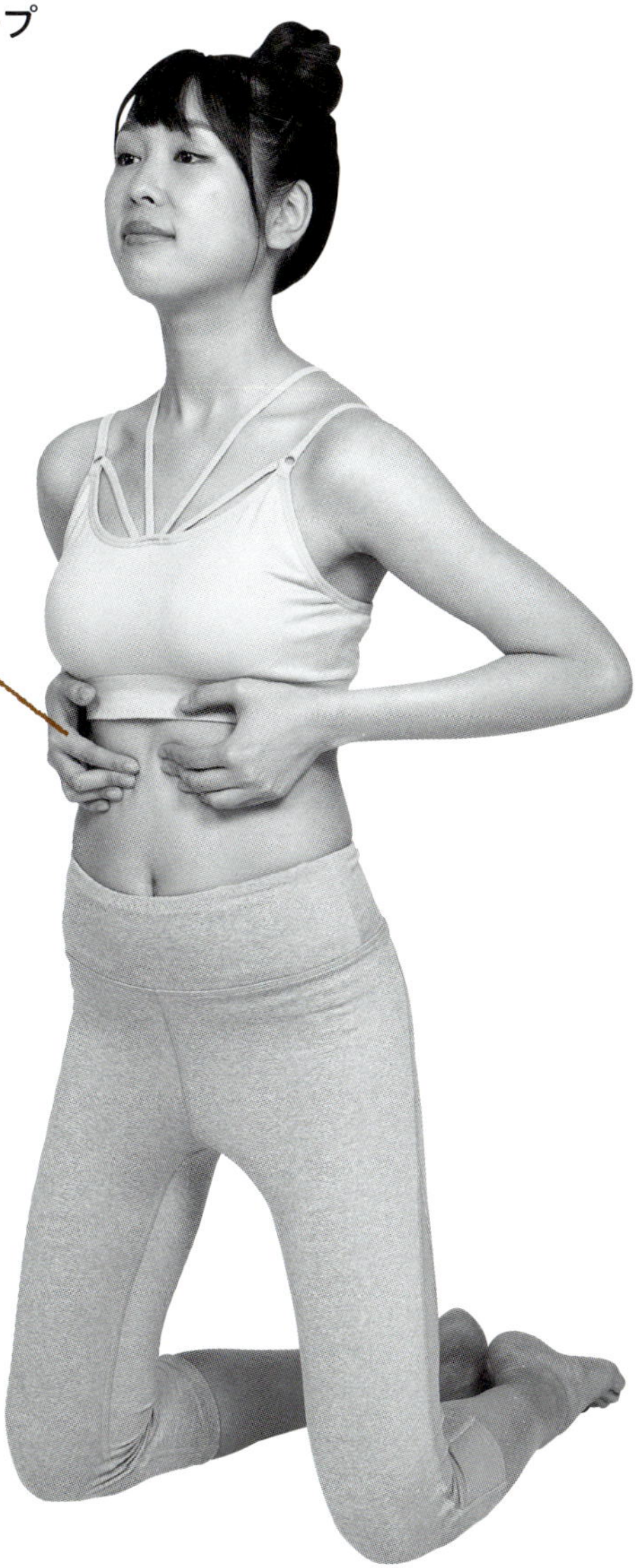

手の位置は動かさず、
上体だけ起こす

ミニ知識

内臓を圧迫から解放する

肋骨の下部には横隔膜がある。肋骨が下がれば横隔膜も下がり、胃や腸、肝臓、腎臓などを圧迫して機能低下をまねく。肋骨を上げてスペースを確保することで、内臓がスムーズに活動する

3 1 2を数回繰り返して
力を抜く

引っかけのC体操

硬く詰まった肋間を広げて刺激し、呼吸器を強くする体操。肺が活性化し、汗による代謝が活発に!

1

横向きに寝る。右手を
自分の前を通すように頭上へ

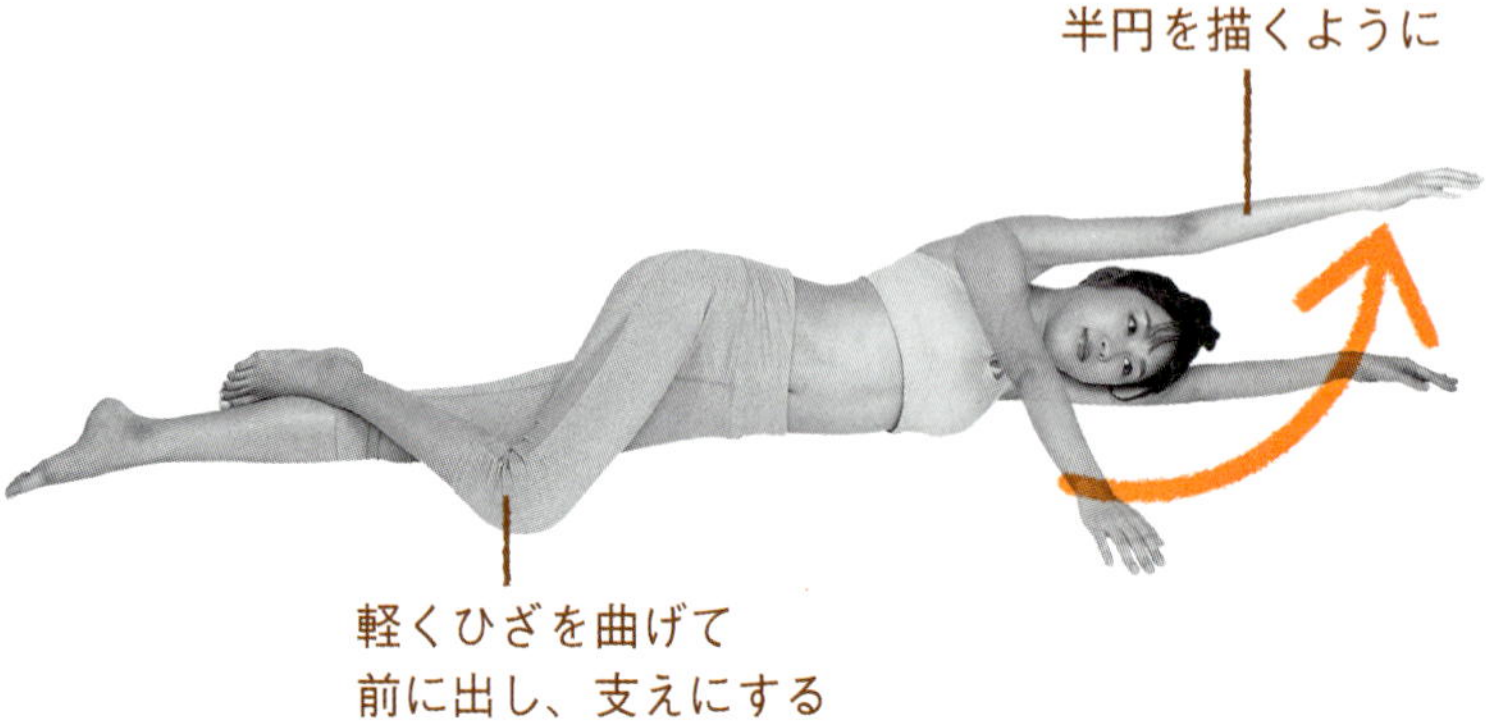
半円を描くように
軽くひざを曲げて
前に出し、支えにする

2

右手が頭上にきたら
ひじを曲げ、
左手で右手の指を握る

POINT!

下の手で!

右側、左側、どちらを
おこなう場合でも、下の
手で上の手を握ること

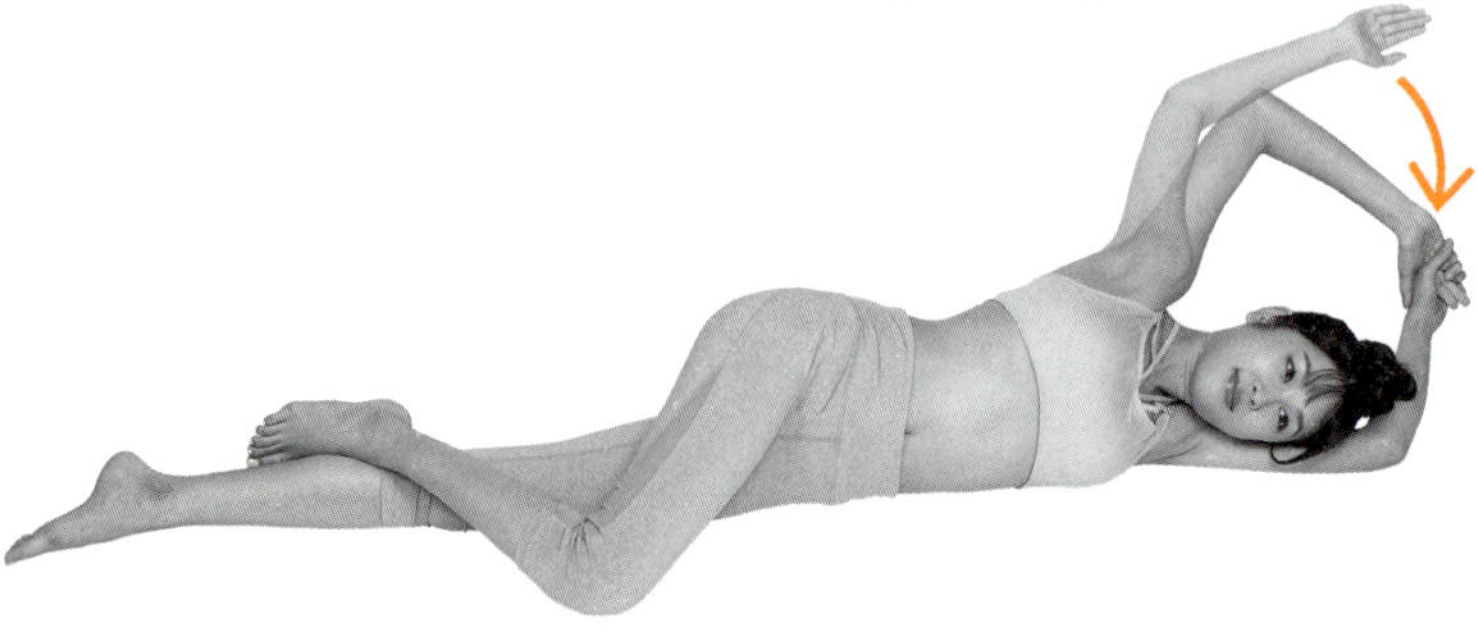

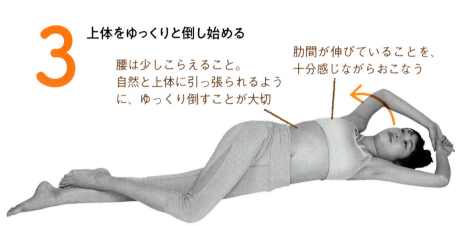

3 上体をゆっくりと倒し始める

腰は少しこらえること。
自然と上体に引っ張られるように、ゆっくり倒すことが大切

肋間が伸びていることを、
十分感じながらおこなう

倒れるにしたがって、
少しずつ足を伸ばしていく

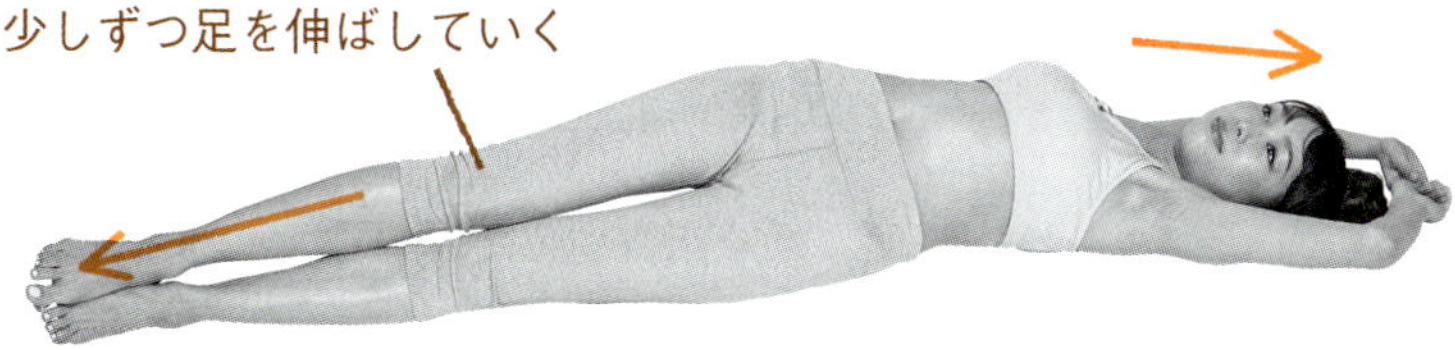

4 倒れきったら、そのまま数呼吸キープ

刺激

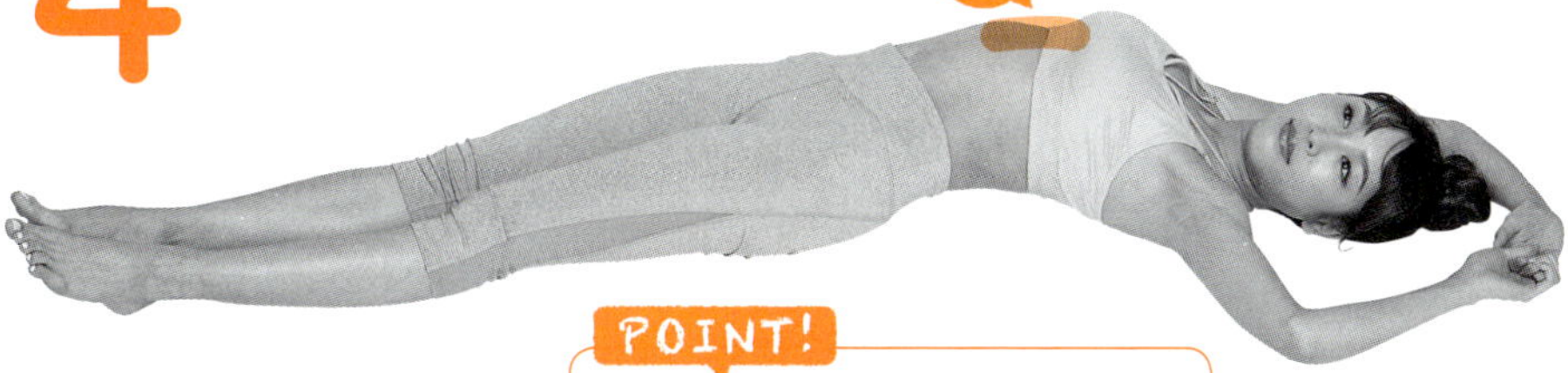

POINT!

Cの字が完成する

最後のCの字ができるまでの間に、体の重みが力となって肋間に集中、刺激を与える

5 反対側も同様におこなう

複合体操

胸椎8番を刺激して、消化器系や循環器系の機能回復をうながす体操。
最初の動きができるかどうかがポイント。無理をしないこと！

効果あり！
Case 6 胃が悪いはずなのに（45ページ）
Case 15 便秘（57ページ）
Case 21 しつこい肩こり（68ページ）

1 軽くひざを開いて正座し、ゆっくりと後方に倒れる

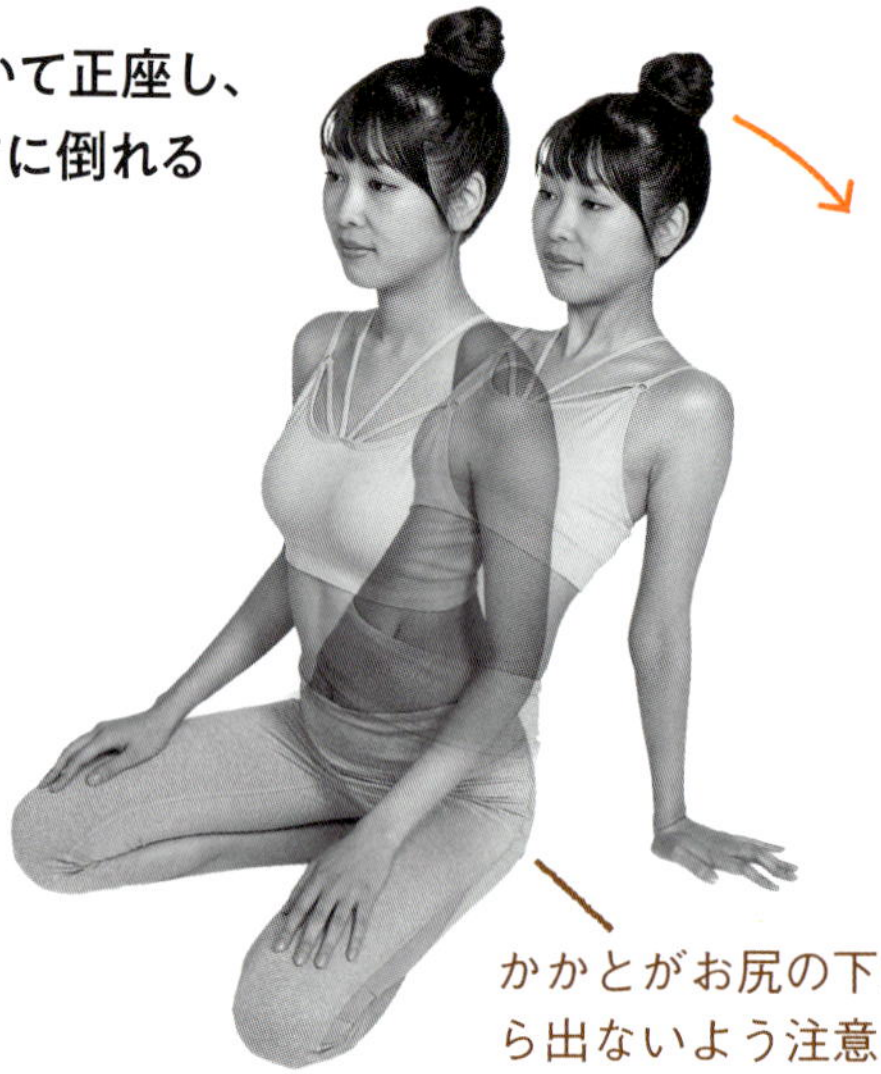

かかとがお尻の下から出ないよう注意！

2 倒れたら、両手は自然に伸ばす

POINT!

腰のアーチが強かったら……

肩はなんとか床につくが、腰が強く反る人は、脊柱が硬く胸椎8番へ力が伝わらない。C体操（→104ページ）や腰を伸ばす体操（→102ページ）などをしばらく続けてから試してみよう

背中が少し床から離れ、腰にゆるやかなアーチができる

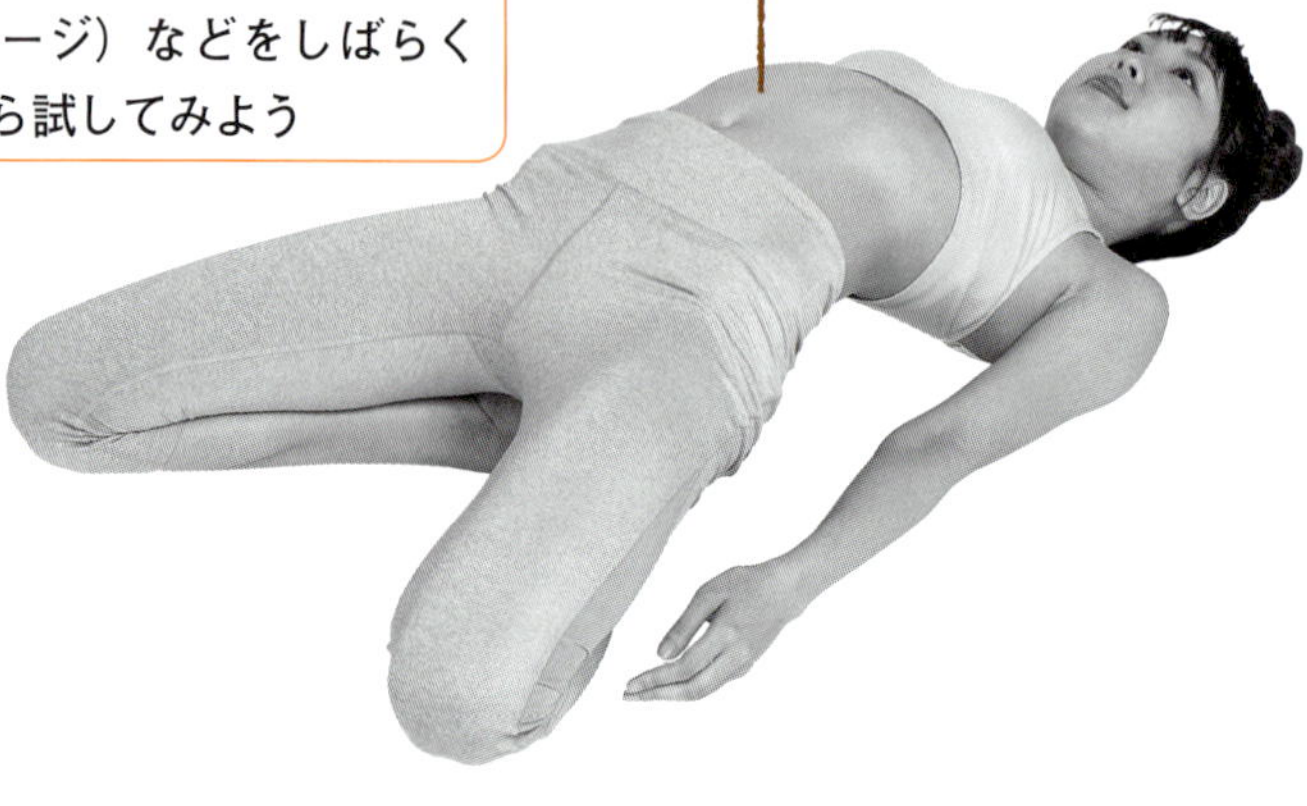

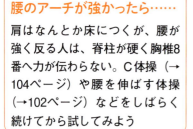

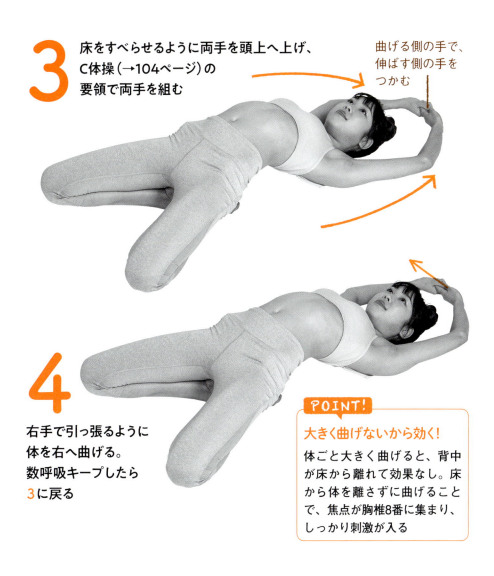

3

床をすべらせるように両手を頭上へ上げ、C体操（→104ページ）の要領で両手を組む

4

右手で引っ張るように
体を右へ曲げる。
数呼吸キープしたら
3に戻る

POINT!

大きく曲げないから効く!

体ごと大きく曲げると、背中が床から離れて効果なし。床から体を離さずに曲げることで、焦点が胸椎8番に集まり、しっかり刺激が入る

5

両手を持ち換えて、
今度は左へ曲げる。
数呼吸キープしたら終了

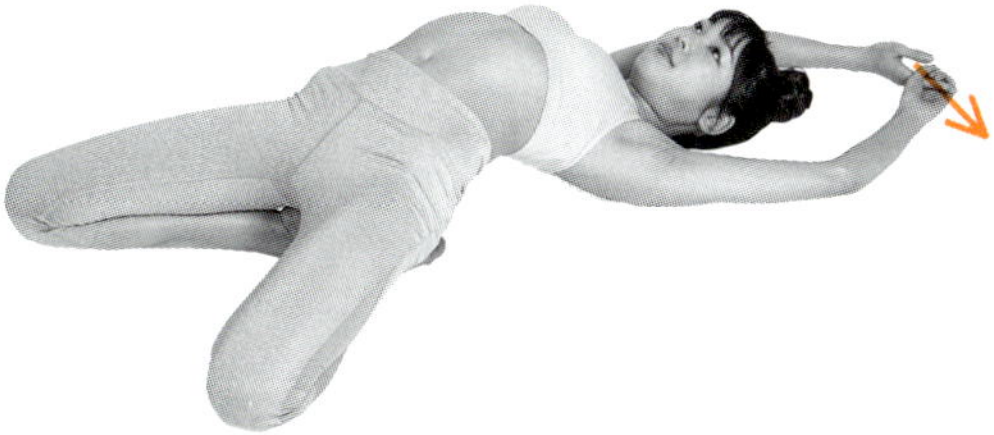

(49ページ)

むち打ちの体操

腕の角度でこわばった頸椎に焦点をあて、調整する体操。むち打ちだけでなく呼吸器からの肩こりにも効果的。

1 うつぶせに寝て、おでこを床につける

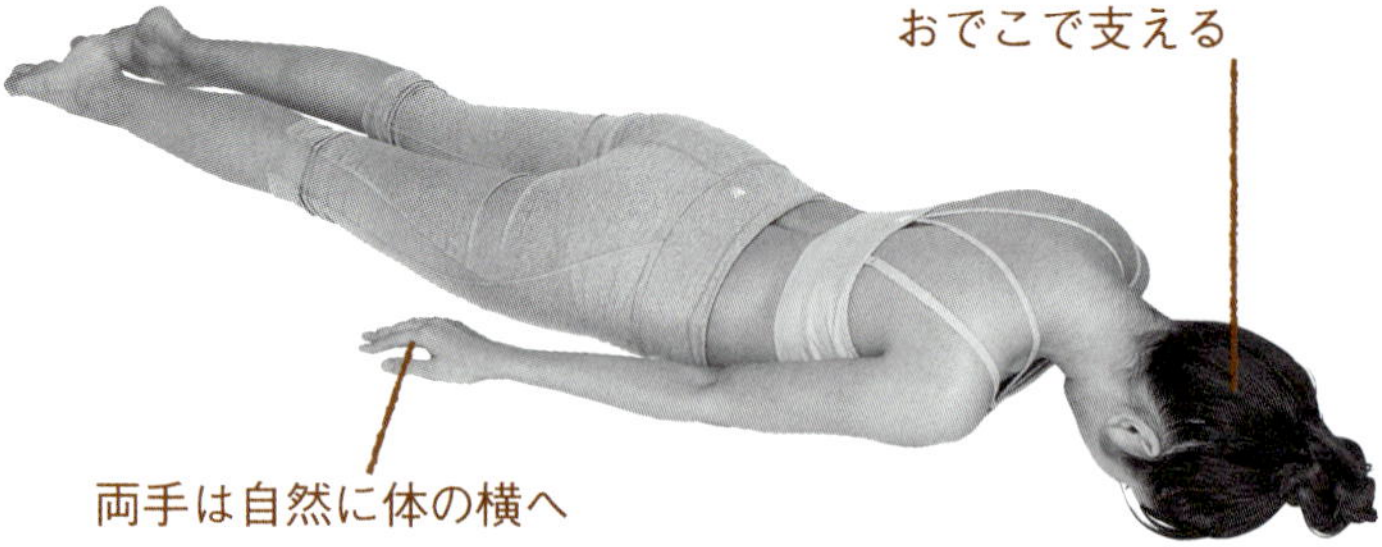
できるだけアゴを引いて
おでこで支える
両手は自然に体の横へ

2 床をすべらせるように、両手を上げる

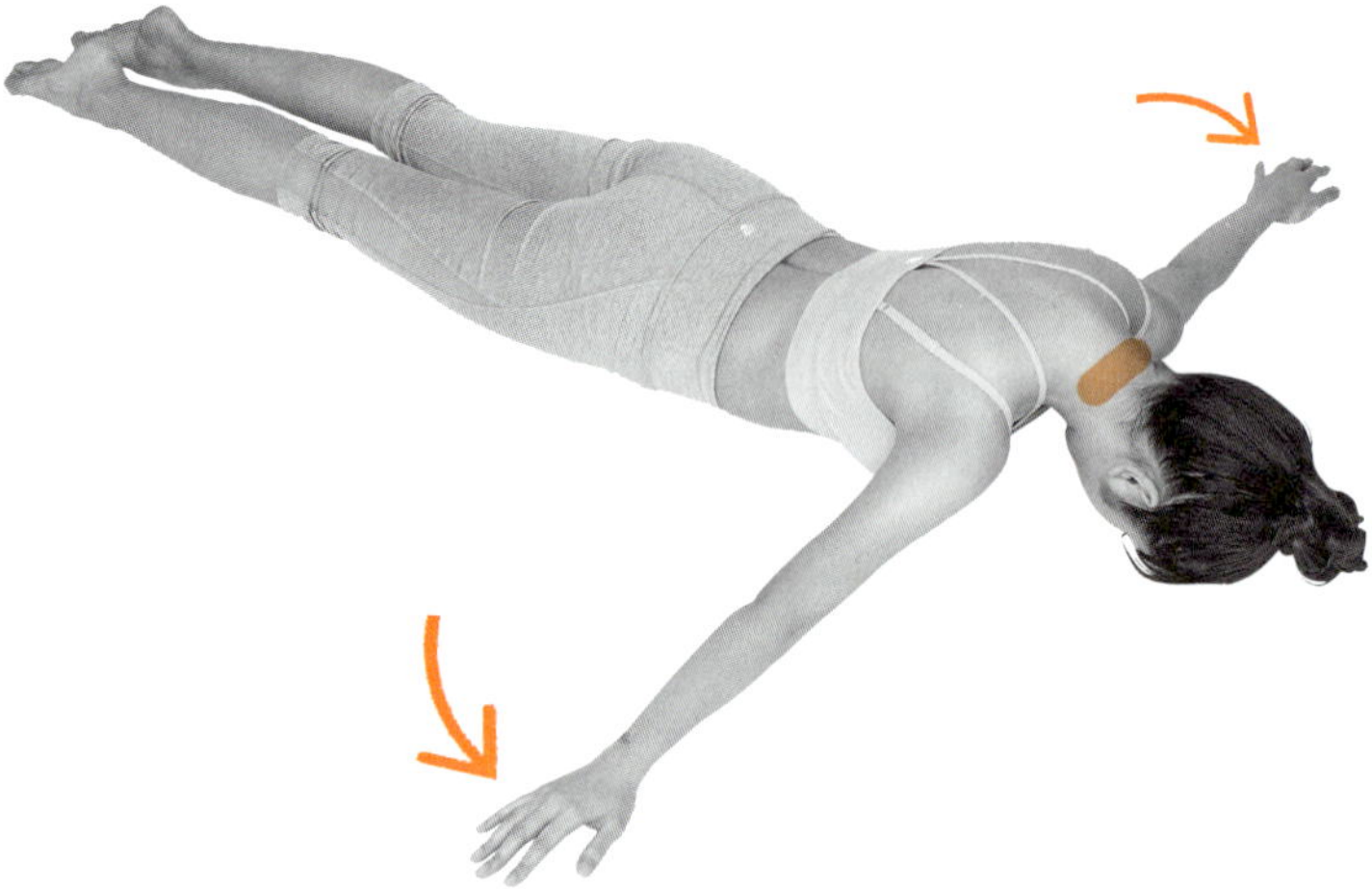

3 引っかかりを感じたところで止めて指先方向に腕を伸ばす動作を繰り返す

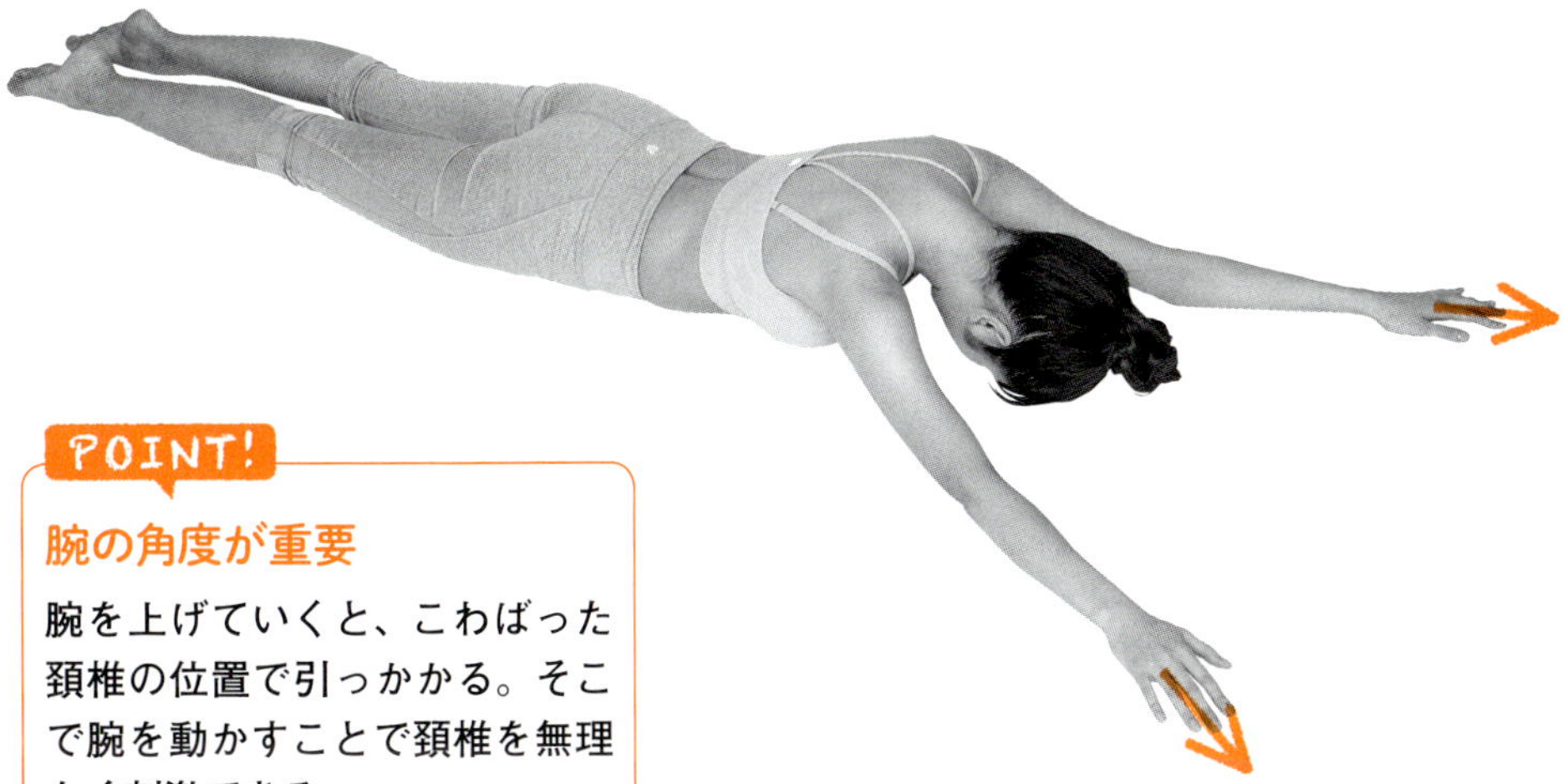

POINT!

腕の角度が重要

腕を上げていくと、こわばった頸椎の位置で引っかかる。そこで腕を動かすことで頸椎を無理なく刺激できる

効果あり！ Case 26 膀胱炎 (79ページ)

腰椎5番の体操

5つある腰椎のうち、もっとも下の腰椎5番は泌尿器系のポイント。そこに力を集めて刺激し、症状の改善をうながす体操。

1 仰向けに寝て、両ひざを立てる

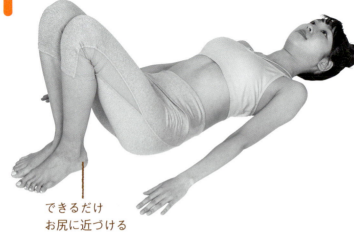

2 両ひざを大きく開きながら、足の裏をくっつける

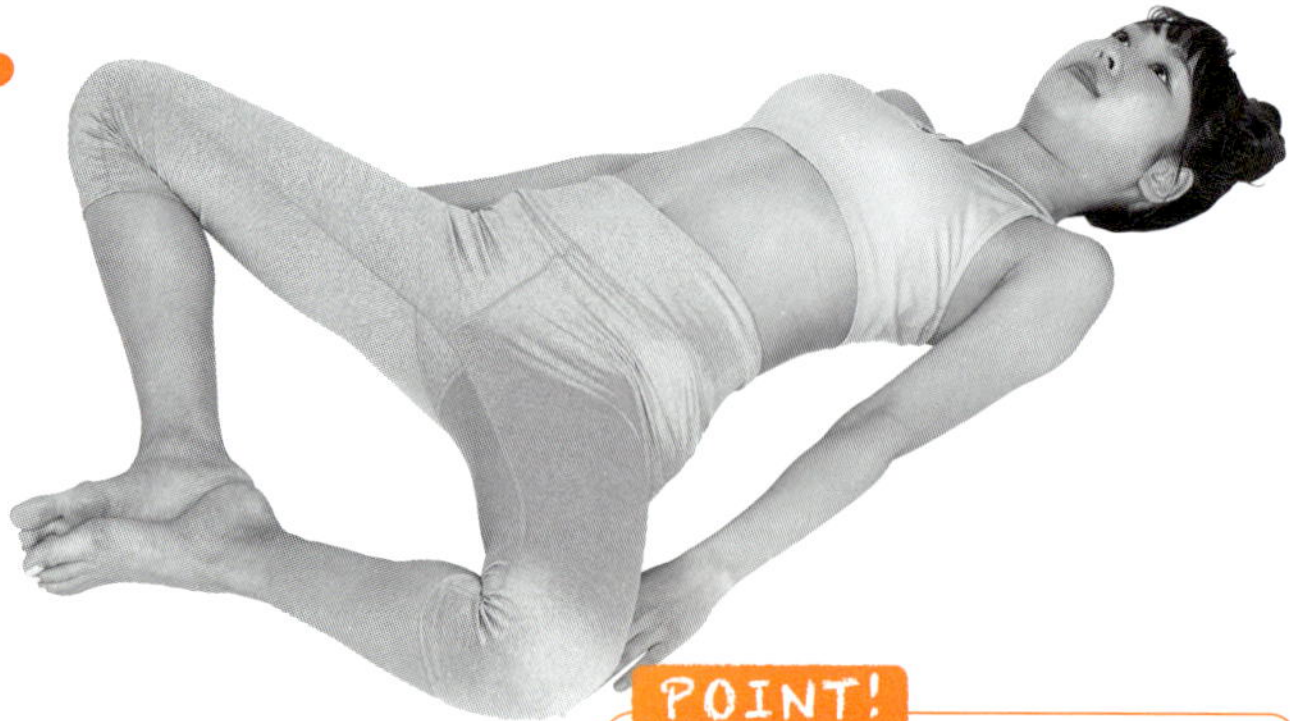

POINT!

かかとお尻の間

かかとをさらにお尻に寄せられるなら、床をすべらせるようにしてお尻へ近づけよう

3 ひざを交互に動かしながら腰椎5番を刺激する

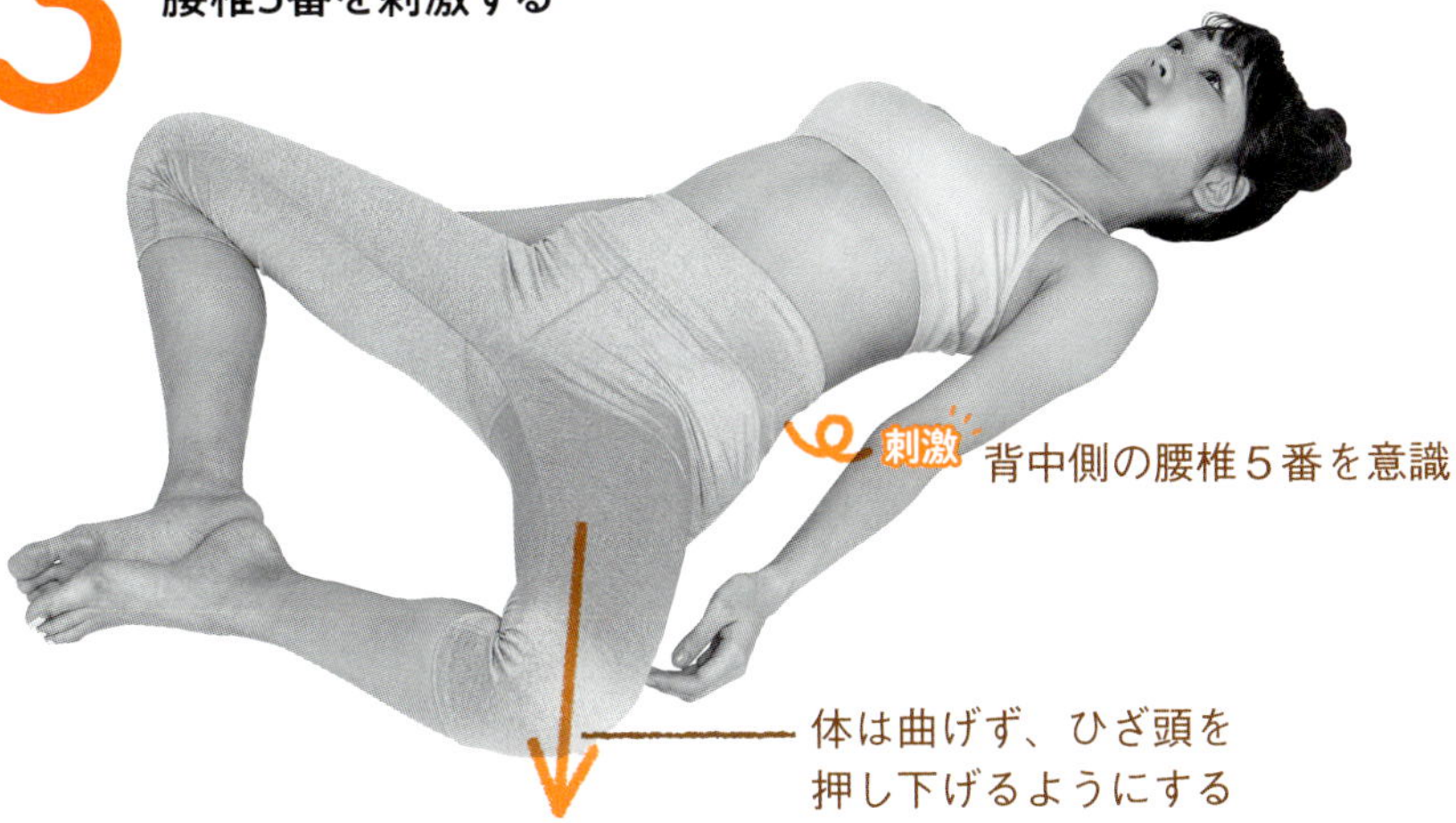
刺激
背中側の腰椎５番を意識
体は曲げず、ひざ頭を
押し下げるようにする

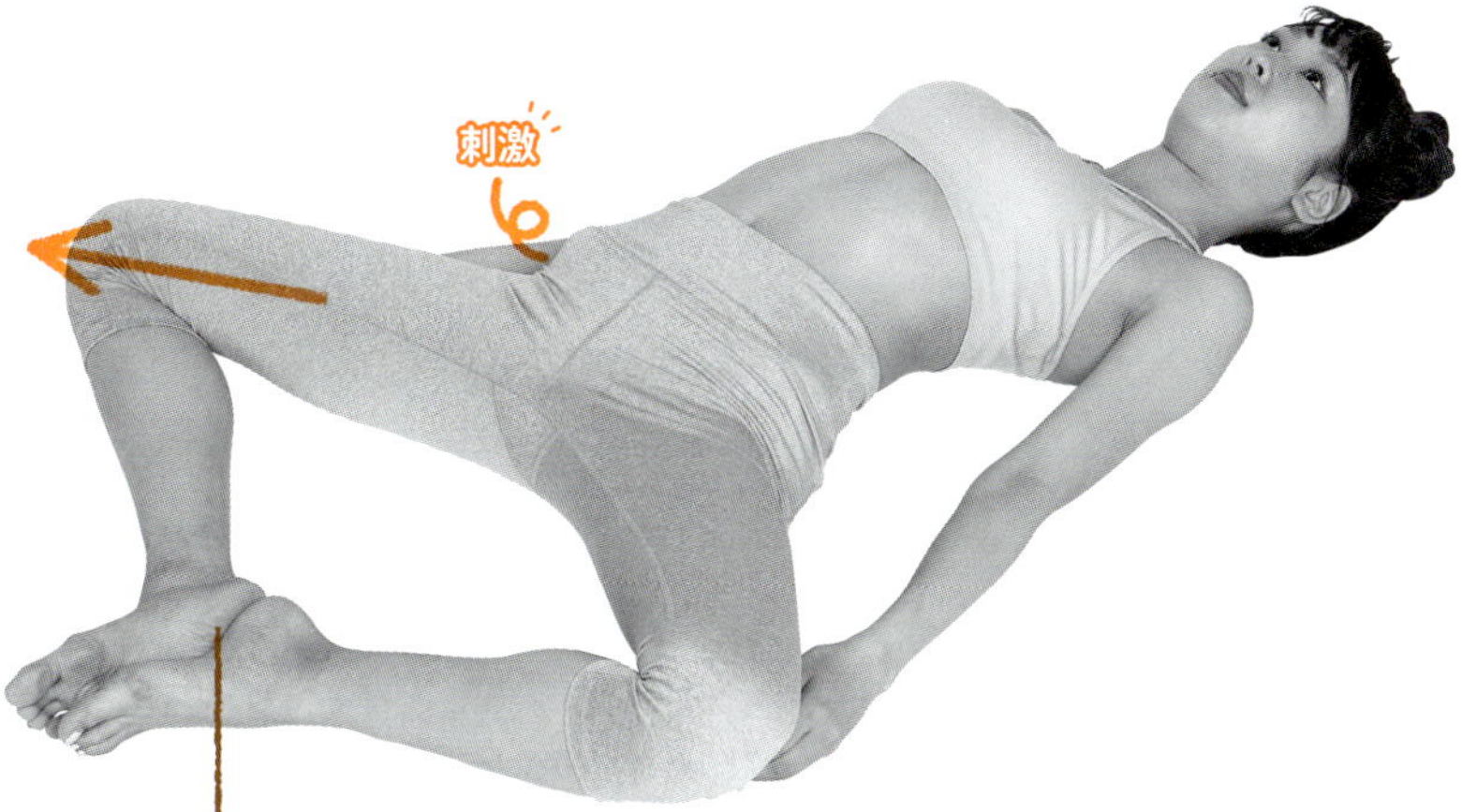
刺激
足の裏は離さない

POINT!

腰が変わっているか？

この段階で、腰にアーチができればOK！　1と変わらず、腰が床にぺたりとついている場合は、やり直そう

効果あり! Case 32 大病の前兆（85ページ）

リンパ体操

免疫の主力・リンパの流れを改善する体操。
肋骨を持ち上げて肋間をひろげ、胸椎7番を刺激する。

1 ひざ立ちになって背すじを伸ばす

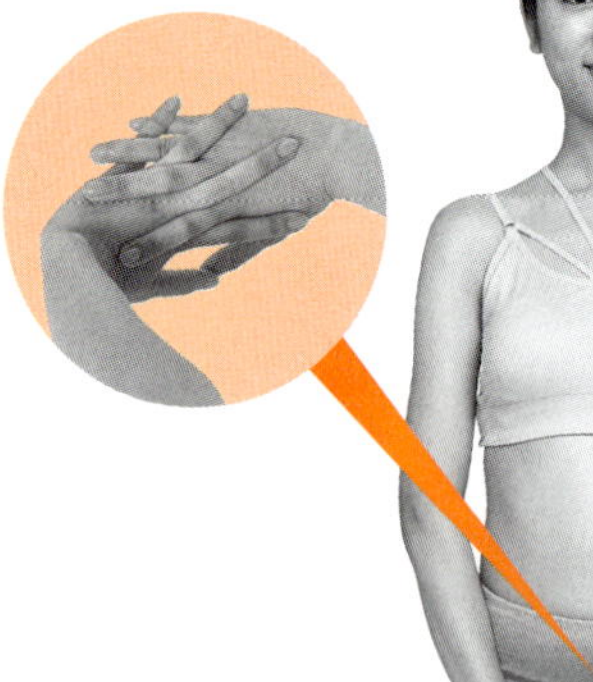

両手は、指を交差して組む。できない人は、伸ばす側の手首を反対の手で握ってもOK

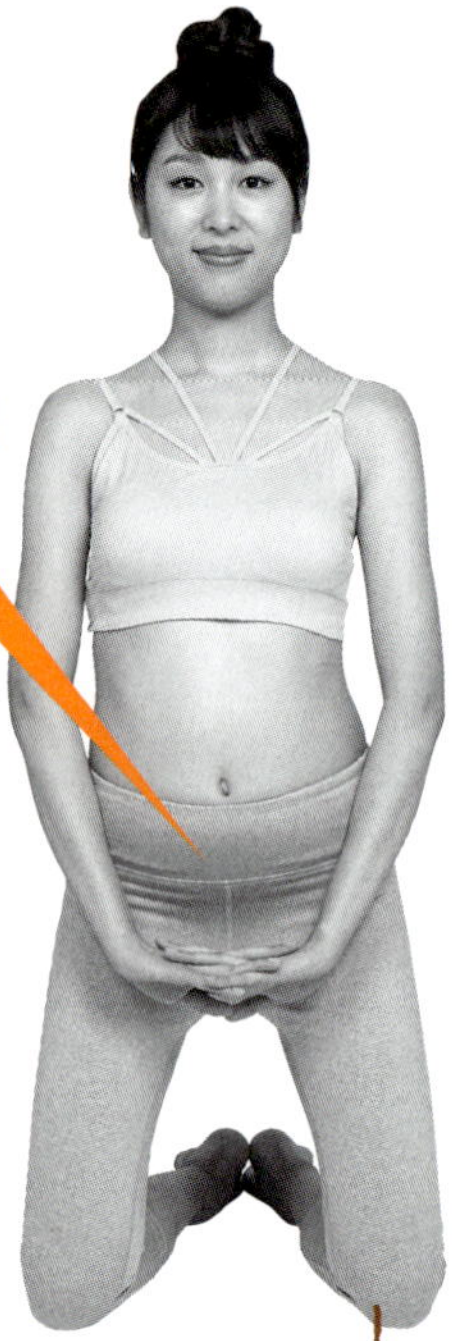

姿勢がぐらつかないよう、足とひざで三角形を作ろう！

2 腕をまっすぐ伸ばしたまま頭上に上げる

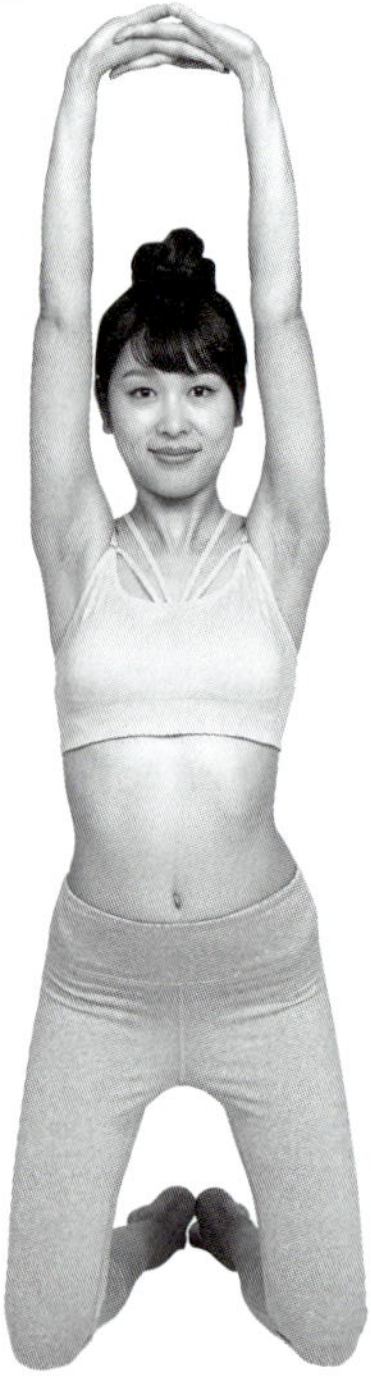

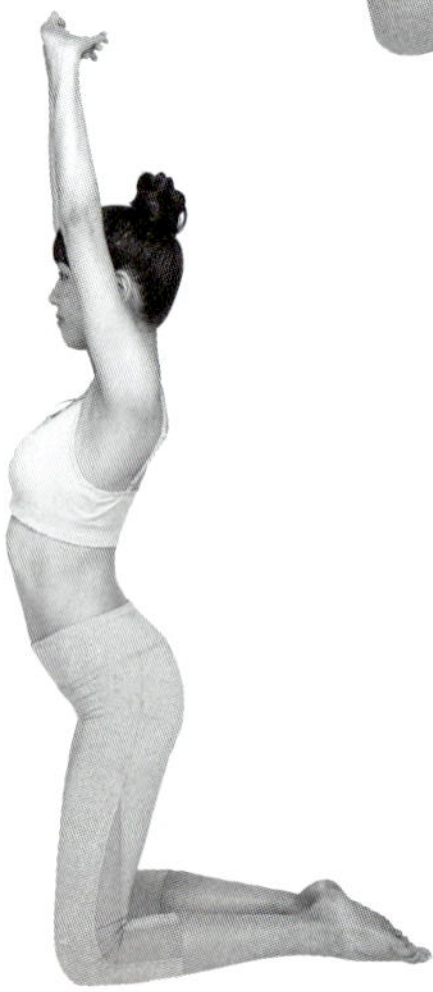

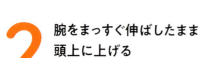

POINT!

横から見ると……

両手は耳の横になるように。

3 そのまま左に倒し、数呼吸キープ

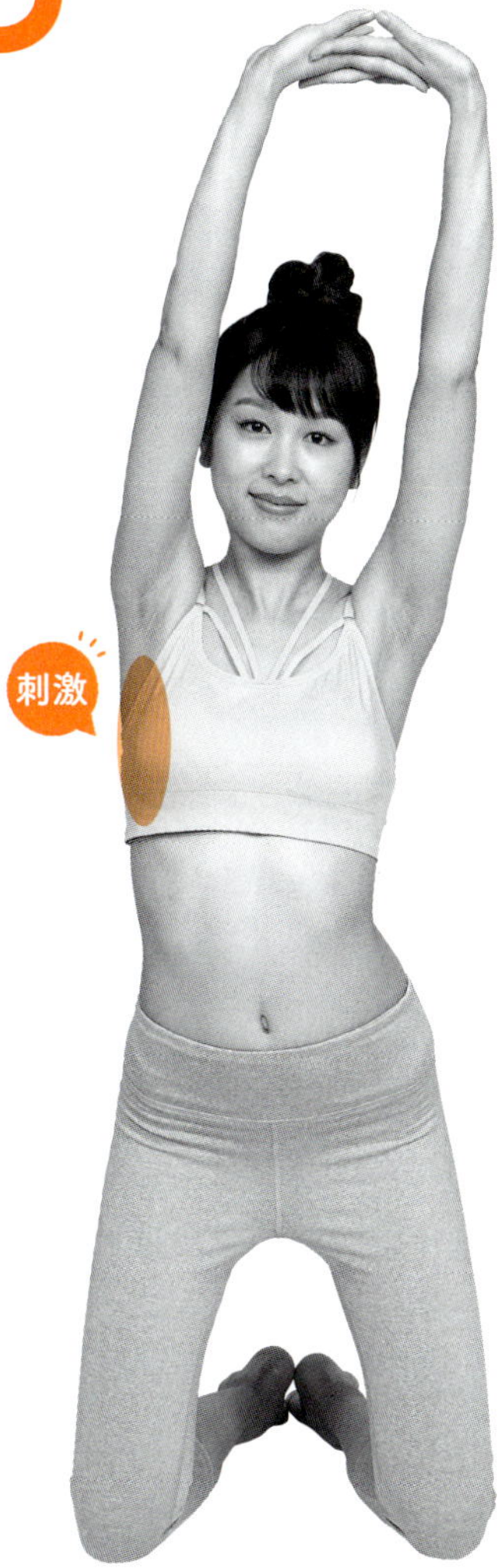

わき腹を伸ばさない

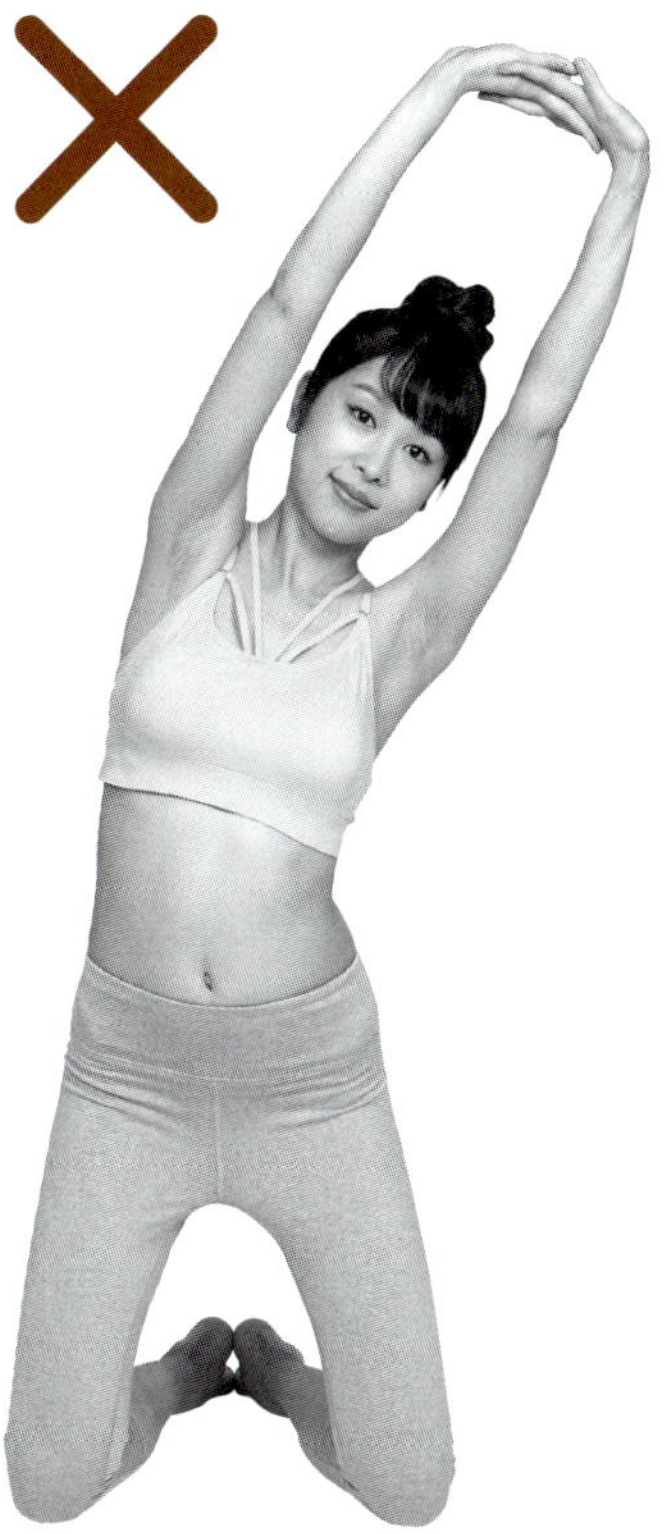

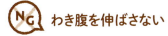

上のように、腰から大きく曲げると肋間が伸びない。肋間を広げながら、胸椎7番（肩甲骨の下端の高さにある背骨）を刺激することが大切

4 終わったら2に戻り、右も同様におこなう

人体力学・井本整体について

井本整体主宰の井本邦昭は、井本整体を創始した父に５歳から整体法の手ほどきを受け、その後、ヨーロッパで鍼灸を指導しながら、ヘルベルト・シュミット教室（ドイツ）、ヘルマン・マッテル教室（スイス）で西洋医学を学びました。父の没後、井本整体を継承、発展させ、日本のみならず海外でも整体法の普及に努めています。整体指導のため、山口と東京を往復する多忙な日々を送りながら、技術指導に力を注ぎ、多くの専門指導員を世に送り出しています。

東京千駄ヶ谷の東京本部、および大阪、札幌、福岡などで、以下の講座を開いています。講座案内をご希望の方は、電話、ファックス、電子メールで資料をご請求ください。パンフレットと井本整体機関紙『原点』を1部ずつ無料でお送りいたします。

井本整体の講座

《定期講座》

●腹部十二調律点講座
　東京本部（2か月間、毎年4月・10月開講）
　大阪室・札幌室・福岡室（4か月間、毎年4月開講）
●初等、中等、高等講座
　東京本部（各6か月間、毎年4月・10月開講）
　大阪室・札幌室・福岡室（各1年間、毎年4月開講）
●プロ基礎講座（東京：1年間／地方：2年間）
●プロ養成講座（期間不定）
●女性講座

《特別講座》

●正月講座・GW講座・お盆講座（各3日間）

《その他》

季節セミナー、カルチャースクール、体操レッスン、地方セミナー、海外セミナーなど

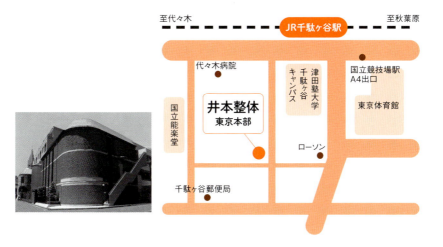

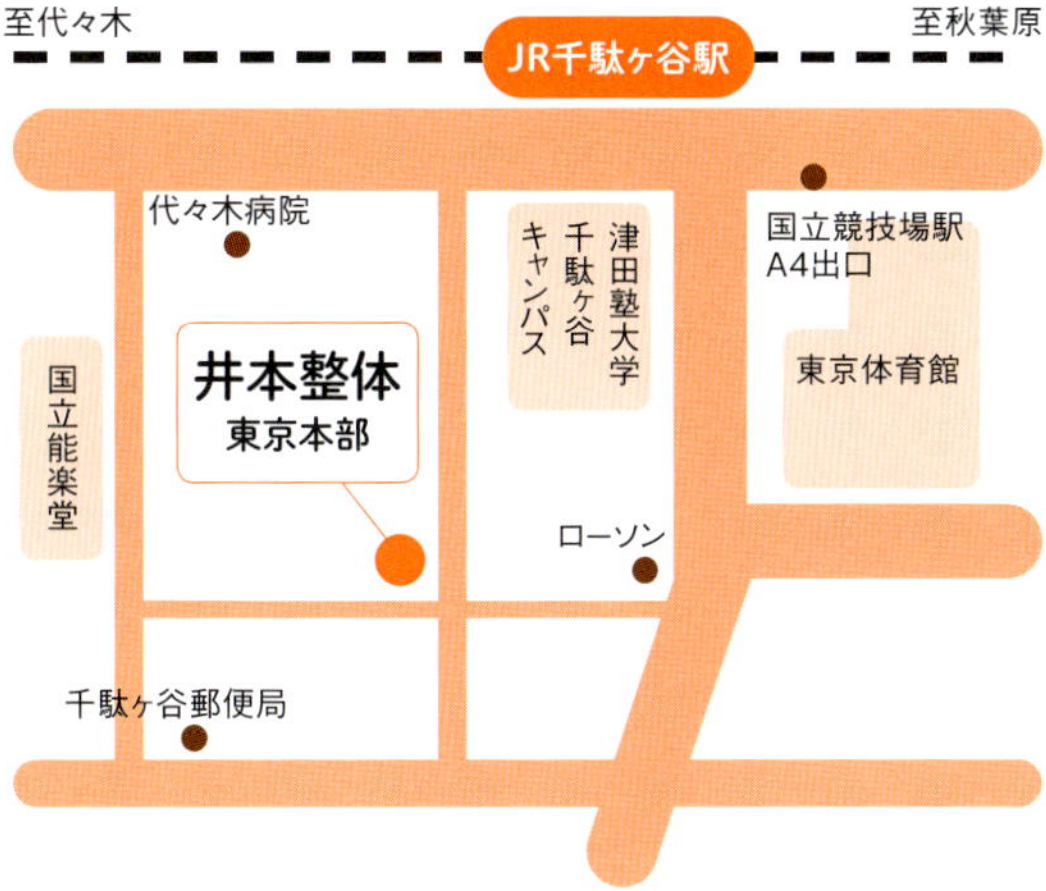

本書掲載の体操などは、各人に応じたセッティングをするとより効果的です。井本整体で認める専門指導員の指導を受けることをおすすめします。各種講座および指導員に関するお問い合わせは、下記の「お問い合わせ先」までご連絡ください

お問い合わせ先

■人体力学・井本整体　東京本部

〒151-0051　東京都渋谷区千駄ヶ谷1-25-4
Tel：03-3403-0185　Fax：03-3403-1965
E-mail：genten@imoto-seitai.com　URL：www.imoto-seitai.com/

■人体力学・井本整体　徳山室

〒745-0034　山口県周南市御幸通り2-6　タンブラウンビル4F
Tel：0834-31-1538　Fax：0834-21-1239

※本書記載の内容を営利目的で使用する場合は、井本整体の講習を受けたうえで許可が必要となります。
※「人体力学」および「人体力学体操」は井本整体の登録商標です。

おわりに

近年、内臓を支えるだけの役割だと思われていた「腸間膜」が、実は消化器系の臓器だったという研究報告がありました。また、全身の臓器が互いにメッセージを発し、協力し合っていることが科学で証明されはじめ、ワクワクする気持ちをおさえられません。長年、お腹をさわって確かめてきたことが、ついに裏付けされはじめたからです。

「今の医学では、人体の1割程度しか解明されていない」ともいわれます。それだけ人体は、大きな可能性を秘めているのでしょう。

さて、本書では、これまで表に出さなかった腹部十二調律点と臍十字を初めて詳しくお伝えしました。お腹は現在の心身の状態にとどまらず、過去の病歴や病の予兆などを見つけられる重要な部位であることに気がつかれたかと思います。

日本語には、「腹を探る」「腹に据えかねる」「腹黒い」「断腸の思い」など、お腹にまつわる慣用句がたくさんあります。古来より、お腹の持つ意味が重要視されていたためでしょう。一方、私たちが暮らす現代は情報があふれ、社会が複雑になり、何かを忘れてしまった人の多い世の中です。だからこそ大切なのは、もう一度自分の体を見つめ直し、しっかり体と対話していくことではないでしょうか。

本書を通して、みなさんが持つ自然免疫力、回復力が十分に発揮され、迷いなく生ききっていただければ、これほどの悦びはありません。

お腹をさわれば全身が変わる!
人体力学「腹部十二調律点」

著　者　井本邦昭

編集人　寺田文一

発行人　倉次辰男

発行所　株式会社主婦と生活社

〒104-8357　東京都中央区京橋3-5-7

編集部　tel 03-3563-5194

販売部　tel 03-3563-5121

生産部　tel 03-3563-5125

http://www.shufu.co.jp

製版所　東京カラーフォト・プロセス株式会社

印刷所　太陽印刷工業株式会社

製本所　株式会社若林製本工場

ISBN978-4-391-15242-5